Revisión del
Examen de Estado
de Cosmetología

Revisión del Examen de Estado de Cosmetología

Milady Publishing Company
(Una división de Delmar Publishers)
3 Columbia Circle, Box 12519
Albany, New York 12212-2519

Preguntas Típicas del Tribunal de Exámenes del Estado

Siguiendo estrechamente los requerimientos del National Testing and State Board

Por el equipo de Milady

editado por Linnea M. Lindquist, Minneapolis Technical College

ISBN 1-56253-256-1

© Copyright 1957, 1962, 1965, 1968, 1969, 1971, 1981, 1982, 1985, 1988, 1989, 1992, 1995

Milady Publishing Company
(Una división de Delmar Publishers)

Library of Congress Catalog Card Number: 95-2982

Impreso en Estados Unidos de América

Milady Publishing Company
(Una división de Delmar Publishers)
3 Columbia Circle, Box 12519
Albany, New York 12212-2519

AVISO AL LECTOR...

La Revisión del Examen de Estado de Cosmetología ha sido realizada siguiendo muy de cerca el tipo de preguntas sobre cosmetología de uso más frecuente en todos los estados y por encuestas nacionales realizadas bajo los auspicios del National-Interstate Council of State Boards of Cosmetology.

Este libro de repaso está diseñado para ofrecer una mejor asistencia a los estudiantes que preparan sus exámenes de estado. Además su uso regular en la sala de clase les proporcionará una ayuda muy importante en la comprensión de todos los aspectos relacionados con la cosmetología.

La concentración en exámenes de múltiples opciones se debe al hecho de que todos los exámenes de estado y exámenes nacionales de pruebas están centrados en este tipo de cuestionarios.

Los estudiantes que trabajen con esmero y practiquen su trabajo siguiendo las enseñanzas adquiridas en clase, y que usen este libro como prueba de preparación y revisión, alcanzarán un alto nivel de resultados, tanto en la sala de clases como en los exámenes de estado.

LOS AUTORES

CONTENIDO

Su Imagen Profesional

1. La ciencia que trata con la vida saludable es:
   a) la química
   b) la higiene
   c) la bacteriología
   d) la cosmetología ____

2. La ciencia que trata con el mantenimiento diario de la limpieza y salubridad es:
   a) la buena presentación
   b) autopreservación
   c) higiene personal
   d) desenvolvimiento personal

   ____

3. La higiene personal tiene que ver con la preservación del bienestar:
   a) individual
   b) de la comunidad
   c) de la ciudad
   d) de la sociedad ____

4. La práctica de la sanidad pública es importante porque ayuda a preservar:
   a) la calidad de los servicios de cosmetología
   b) la salud del individuo
   c) la salud de la comunidad
   d) la calidad de los productos de cosmetología ____

5. La salud pública también se conoce como:
   a) higiene personal
   b) esterilización
   c) higienización
   d) desinfección ____

6. El ejercicio ayuda a estimular:
   a) el mal aliento
   b) la nutrición mala
   c) la circulación de la sangre
   d) la limpieza ____

7. El cuerpo puede mantenerse limpio con el uso regular de:
   a) desodorantes
   b) jabón y agua
   c) desinfectantes
   d) germicidas ____

8. Los olores corporales pueden prevenirse con un baño regular y el uso de:
   a) estípticos
   b) astringentes
   c) vapores
   d) desodorantes ____

9. Mantener los dientes saludables y conservar un aliento suave se conoce como:
   a) esterilización facial
   b) higiene oral
   c) desodorización de la boca
   d) lubricación de la boca ____

10. En orden a conservar sus dientes en una condición de salud buena, es necesario mantener un regular:
    a) uso de desinfectantes
    b) ejercicio oral
    c) uso de desodorantes
    d) cuidado de los dientes ____

11. El mal aliento puede ser tratado y minimizado con:
    a) gárgaras con un astringente
    b) vaporización de un desinfectante
    c) vaporización con un cáustico perfumado
    d) un enjuage con un limpiador de boca ____

12. El descanso y la relajación son necesarios para prevenir:
    a) el cansancio
    b) hábitos pobres de comida
    c) la higiene oral defectuosa
    d) los olores corporales
    ____

13. La sobrefatiga y el descanso insuficiente tienden a mermar el cuerpo de su:
    a) sistema nervioso
    b) eficiencia
    c) olor corporal
    d) riego sanguíneo
    ____

14. La psicología de entenderse bien con los demás se llama:
    a) presentación física
    b) relaciones humanas
    c) buena postura
    d) higiene pública
    ____

15. Uno de los requisitos principales para mantener una buena salud es:
    a) una dieta equilibrada
    b) unos dientes libres de caries
    c) una formación estíptica
    d) una desinfección personal
    ____

16. Los factores que deben considerarse como un riesgo en la salud son:
    a) trabajo y juego moderados
    b) aire y comida impuros
    c) cuerpo y ropas limpias
    d) prácticas eficientes del salón
    ____

17. Una de las mejores publicidades de un buen salón de belleza es un cosmetólogo que esté:
    a) bien presentado
    b) desgreñado
    c) cansado
    d) nervioso y angustiado
    ____

18. Coraje, confianza y buen humor son tres cualidades mentales necesarias para:
    a) una higienización
    b) el cansancio
    c) una buena salud
    d) una oxidación
    ____

19. Una consideración importante en la higiene personal es la:
    a) emoción personal
    b) eficiencia
    c) conducta ética
    d) limpieza
    ____

20. Dos emociones que pueden ser dañosas para una buena salud son la inquietud y:
    a) la esperanza
    b) el valor
    c) el miedo
    d) la sinceridad
    ____

21. Para tener éxito, es esencial eliminar los malos olores y:
    a) la cortesía
    b) la puntualidad
    c) el mal aliento
    d) la buena presentación
    ____

22. El cosmetólogo que adapta una buena postura encontrará reducida:
    a) la decoloración de la piel
    b) la fatiga corporal
    c) la caspa
    d) la coordinación muscular
    ____

23. Para una buena posición de pie, mantenga la coronilla mirando hacia arriba, la barbilla paralela al suelo, el pecho alto, los hombros relajados y:
    a) el abdomen salido
    b) los codos juntos al mismo tiempo
    c) el abdomen plano
    d) los pies muy separados
    ____

24. Para una buena postura sentada, mantenga los pies y:
    a) los brazos juntos
    b) los codos juntos
    c) la barbilla salida
    d) el pecho relajado
    ____

25. Para una postura confortable sentada mantenga las plantas de los pies:
    a) sobre el suelo   c) extendidas
    b) cruzadas   d) elevadas   ____

26. Los músculos del cuerpo se mantienen en buena condición con:
    a) tónicos   c) acondicionadores
    b) cáusticos   d) ejercicio   ____

27. Para poder dar al cuerpo el soporte y equilibrio adecuados y ayudarle a mantener una postura correcta, el cosmetólogo debería usar:
    a) un uniforme   c) zapatos de tacón bajo
    b) zapatos de tacón alto   d) zapatillas   ____

28. La higiene personal incluye todos los ítems siguientes, EXCEPTO:
    a) cepillado de dientes   c) limpieza de uñas
    b) baño o ducha   d) usar las últimas modas   ____

29. Para evitar dolor de espalda mientras trabaja:
    a) deslícese hasta el fondo   c) siéntese en la parte
       de la silla   delantera de la silla
    b) siéntese en una posición   d) siéntese en una posición
       inclinada   tieso-rígida   ____

30. La minimización de la fatiga es una de las ventajas de mantener:
    a) una buena personalidad c) una buena higiene
    b) una buena postura   d) una buena apariencia   ____

31. Para evitar dolor de espalda mientras da un champú u otro servicio de belleza, manténgase:
    a) en una postura inclinada   c) en una buena postura
    b) en una postura desplomada   d) en una postura encorvada   ____

32. Las prácticas que incluyen su capacidad de escuchar, su forma de expresarse y su voz forman parte de:
    a) la presentación física c) la comunicación
    b) las relaciones humanas d) la aptitud profesional   ____

33. Las reglas inherentes a la ética profesional de un cosmetólogo incluyen todos los ítems siguientes, EXCEPTO:
    a) respetar las creencias y   c) tratar a todo el mundo con
       derechos de los demás   honradez y honestidad
    b) ser leal a su empresario,   d) mantener un descanso
       jefes y compañeros   adecuado y una buena
                                      nutrición   ____

34. El reflejar hacia el exterior sus sentimientos interiores se llama:
    a) vitalidad personal   c) buena presentación
    b) personalidad   d) cortesía   ____

35. Será muy útil para el éxito de un estudiante, desarrollar:
    a) una lista de chistes   c) un tono cortante en los
                                  negocios
    b) una actitud arrogante   d) una personalidad
                                  agradable   ____

36. Un atributo muy importante para una personalidad agradable es un buen:
   a) nivel financiero
   b) surtido de chistes
   c) vozarrón
   d) sentido del humor _____

37. Ser tolerante y comprensivo con los demás es la base:
   a) de la buena presentación
   b) del desarrollo de la personalidad
   c) de la vitalidad
   d) de la cortesía _____

38. La forma de expresarse es vital para el arte:
   a) de la literatura
   b) de la moda
   c) de la conservación
   d) de la presentación _____

39. Los buenos tópicos de conversación en un salón deben ser:
   a) políticos
   b) polémicos
   c) religiosos
   d) no polémicos _____

40. Una sonrisa al saludar y una palabra de bienvenida son dos características de la personalidad que reflejan:
   a) viveza
   b) amabilidad
   c) buena educación
   d) sentido del humor _____

41. La cortesía es la llave:
   a) del fracaso
   b) del éxito
   c) de las buenas maneras
   d) de ser astuto con los demás _____

42. Uno de los atributos más importantes para un cosmetólogo es:
   a) su voz chillona
   b) su personalidad
   c) su indumentaria
   d) su arrogancia _____

43. Es conveniente que el cosmetólogo desenvuelva su:
   a) sentido del humor
   b) actitud crispada
   c) lista de chistes
   d) status de popularidad _____

44. El cosmetólogo debe tratar de dirigir la conversación hacia _____ de su cliente.
   a) la vida sexual
   b) la religión
   c) las creencias políticas
   d) la manera de pensar _____

45. Una buena conversación implica el uso de una voz agradable, un buen léxico, inteligencia, encanto y:
   a) presentación
   b) impaciencia
   c) personalidad
   d) profanidad _____

46. Una conducta leal hacia su empresario, clientes y compañeros recibe el nombre de _____ profesional.
   a) personalidad
   b) ética
   c) cortesía
   d) honestidad _____

47. Repetir chismes puede provocar una pérdida de _____ de su cliente.
   a) atención
   b) encanto
   c) confianza
   d) postura _____

48. Un atributo importante de una buena ética profesional es:
   a) un mal temperamento
   b) la lealtad
   c) la arrogancia
   d) el chismorreo _____

49. Un ingrediente importante para una buena actitud profesional es:
    a) la arrogancia
    b) la postura
    c) la puntualidad
    d) los antecedentes   ____

50. Todo cliente debe ser tratado con honestidad y honradez, sin ninguna demostración:
    a) de confianza
    b) de cortesía
    c) de dignidad
    d) de favoritismo   ____

51. Los clientes respetan y son leales con un cosmetólogo que sea:
    a) arrogante
    b) iletrado
    c) temperamental
    d) cortés   ____

52. El profesional verdadero trata los sentimientos y derechos de los demás con:
    a) desdén
    b) severidad
    c) respeto
    d) arrogancia   ____

53. El cosmetólogo de éxito frecuentemente es:
    a) un contador de historias picantes
    b) un chismoso
    c) un buen «oidor»
    d) un charlatán   ____

54. Diríjase siempre al cliente:
    a) por su apodo
    b) por su color de pelo
    c) por su color de ojos
    d) por su nombre   ____

55. Para ser apreciado, es importante tratar a los clientes con:
    a) profanidad
    b) tacto
    c) desdén
    d) arrogancia   ____

56. Las quejas y agravios de los clientes deben ser tratados con prontitud y:
    a) juiciosamente
    b) de mala fe
    c) ásperamente
    d) arrogantemente   ____

Bacteriología

1. El estudio científico de los microorganismos se llama:
   a) patología
   b) biología
   c) bacteriología
   d) genealogía ____

2. Las bacterias son microorganismos unicelulares de origen:
   a) animal
   b) vegetal
   c) mineral
   d) químico ____

3. Las bacterias patógenas se encuentran comúnmente:
   a) en un cuerpo limpio
   b) en los utensilios estériles
   c) en los lugares sucios
   d) en las toallas limpias ____

4. Las bacterias patogénicas producen:
   a) salud
   b) enfermedad
   c) antitoxinas
   d) efectos beneficiosos ____

5. Las bacterias nocivas son:
   a) saprofitos
   b) patogénicas
   c) no patogénicas
   d) protozoos ____

6. Las bacterias no patogénicas son:
   a) nocivas
   b) cocos
   c) inocuas
   d) productoras de enfermedades ____

7. La bacteria patógena es conocida vulgarmente como:
   a) antiséptico
   b) desinfectante
   c) germen
   d) bacteria benéfica ____

8. Las bacterias se ven mejor usando:
   a) un microscopio
   b) un telescopio
   c) lentes normales
   d) lentes de sol ____

9. Los cocos son bacterias:
   a) de forma redondeada
   b) en forma de varilla
   c) en forma de espiral
   d) de forma curvada ____

10. Los bacilos son bacterias:
    a) en forma de espiral
    b) de forma redondeada
    c) en forma de varilla
    d) de forma curvada ____

11. Los espirilos son bacterias:
    a) de forma redondeada
    b) en forma de espiral
    c) en forma de varilla
    d) de forma plana ____

12. Las células de las bacterias se reproducen por una simple división:
    a) en dos
    b) en cuatro
    c) en tres
    d) en ocho ____

13. Las pústulas y forúnculos son organismos que contienen:
    a) organismos no patogénicos
    b) bacterias patógenas
    c) sebo
    d) tiña ____

14. Las bacterias también son conocidas como gérmenes y:
    a) virus
    b) hongos
    c) microbios
    d) verrugas ____

15. Algunas formas de bacterias tienen motilidad con la ayuda de:
    a) los flagelos
    b) las esporas
    c) los virus
    d) nada de nada ____

16. La fase inactiva en el ciclo de vida de la bacteria es conocida como:
    a) estado patogénico
    b) estado de formación de esporas
    c) estado productor de enfermedades
    d) estado no patogénico ____

17. Una enfermedad contagiosa:
    a) no es transferible de una persona a otra
    b) no es epidémica
    c) es transferible de una persona a otra
    d) está causada por una bacteria no patogénica ____

18. Una enfermedad puede propagarse en un salón de belleza a través de:
    a) las manos limpias
    b) las manos sucias
    c) toallas limpias
    d) utensilios higienizados ____

19. Un forúnculo es un ejemplo de:
    a) una infección general
    b) una infección local
    c) una bacteria no patogénica
    d) una enfermedad no contagiosa ____

20. Una bacteria puede penetrar en el cuerpo a través de:
    a) la piel seca
    b) la piel húmeda
    c) una rotura en la piel
    d) la piel aceitosa ____

21. La resistencia a la enfermedad recibe el nombre de:
    a) infección
    b) inmunidad
    c) parásito
    d) hongo ____

22. Un ejemplo de infección general es:
    a) un forúnculo
    b) la sífilis
    c) una verruga
    d) una lesión en la piel ____

23. Organismos que viven en otros organismos vivos sin dar nada a cambio reciben el nombre de:
    a) favo
    b) canas
    c) difteria
    d) parásitos ____

24. Los cosmetólogos no deben trabajar si tienen:
    a) un resfriado común
    b) un carbúnculo
    c) un queratoma
    d) una verruga ____

25. SIDA es la abreviatura de:
    a) Salón Internacional de Descoloramiento y Análisis
    b) guantes de plástico
    c) Síndrome de Inmuno Deficiencia Adquirida
    d) el banco ____

26. El SIDA es causado por:
    a) el virus de VIH
    b) escuchar música muy ruidosa
    c) falta de nutrición adecuada
    d) la gripe ____

27. El SIDA puede transmitirse en el salón de belleza debido a:

a) compartir alimentos

b) usar el teléfono

c) lavar con champú por demasiado tiempo

d) usar implementos no higienizados

Descontaminación y Control de Infecciones

1. Un salón de belleza limpio fomenta _____ de los clientes.
   a) los gérmenes
   b) el color
   c) la confianza
   d) las compras minoristas _____

2. Existen reglamentos federales y estatales que requieren que los salones de belleza se protejan contra:
   a) demandas legales
   b) la propagación de gérmenes
   c) manos cuarteadas
   d) café de mala calidad _____

3. Las lesiones y enfermedades en los salones de belleza son causados por:
   a) el descuido
   b) malos productos
   c) sesiones de capacitación
   d) mal aliento _____

4. Eliminar agentes patógenos y otras sustancias de las herramientas o superficies se llama:
   a) limpieza
   b) esterilización en autoclave
   c) frotar
   d) descontaminación _____

5. Un nivel de descontaminación que no es práctico para los salones de belleza es:
   a) moho
   b) esterilización
   c) aire limpio
   d) higiénico _____

6. Las superficies de un salón de belleza se higienizan lavándolas con:
   a) alcohol
   b) champú para bebés
   c) jabón
   d) agua destilada _____

7. Lavarse las manos con jabón líquido y agua es un ejemplo de:
   a) higienización
   b) prepararse para el almuerzo
   c) buenos modales
   d) esterilización _____

8. Un antiséptico es una solución que se puede usar sin riesgos para higienizar:
   a) cabello descolorado
   b) piel
   c) cabello con permanente
   d) piso del salón de belleza _____

9. Matar microbios en herramientas contaminadas u otras superficies requiere el uso de:
   a) micrófono
   b) agua fría
   c) trapeador
   d) desinfectante _____

10. Un desinfectante no debe usarse nunca en:
    a) pisos
    b) dispositivos del baño
    c) piel, cabello o uñas humanas
    d) implementos de manicura _____

11. La agencia del gobierno federal que debe aprobar desinfectantes para su uso es la:
    a) SPCA
    b) EPA
    c) OSHA
    d) NIH _____

12. Para evitar contacto accidental al trabajar con desinfectantes hay que usar:
    a) guantes
    b) correas
    c) ropa de color claro
    d) ropa de color oscuro _____

13. OSHA son las iniciales del nombre en inglés de:
    a) Observación de Salud,   c) Administración de Seguridad
       Habilitación y Atención   y Salud Ocupacionales
    b) una marca de lejía   d) Otra Sociedad de Halloween   ____

14. El contenido del producto es información que debe indicarse en un/una:
    a) MSDS   c) formulario de OSHA
    b) declaración sobre el impuesto   d) hoja de inventario   ____

15. Un desinfectante de nivel de hospital mata bacterias dañinas y destruye:
    a) humo de cigarrillos   c) puntas partidas
    b) hongos   d) jabón   ____

16. Antes de remojar en soluciones desinfectantes, todos los implementos deben ser/estar completamente:
    a) usados   c) limpiados
    b) mojados   d) cubiertos con jabón   ____

17. Un recipiente que se usa para guardar solución desinfectante y para remojar implementos se llama:
    a) frasco para implementos   c) botella para remojo
    b) higienizante húmedo   d) botella de agua   ____

18. Para evitar la propagación de patógenos, nunca toque la/una _____ del cliente.
    a) cabeza   c) espalda
    b) mano   d) llaga/herida abierta   ____

19. El hipoclorito sódico es el nombre químico de:
    a) champúes   c) lejía casera
    b) acondicionadores   d) ablandadores de agua   ____

20. El alcohol isopropílico al 99% tiene la misma fuerza que el alcohol etílico al:
    a) 50%   c) 65%
    b) 70%   d) 45%   ____

21. Los compuestos cuaternarios de amoníaco desinfectan implementos en:
    a) 10 a 15 minutos   c) 5 minutos o menos
    b) 30 minutos   d) 20 minutos   ____

22. Un desinfectante que puede corroer las herramientas y embotar los bordes afilados es:
    a) secadores de manos   c) alcohol
    b) aerosol   d) demasiado fuerte   ____

23. Un desinfectante no peligroso y que actúa rápidamente es:
    a) Pepto-Bismol   c) refrescadores de aire
    b) quats   d) corrosivo   ____

24. Un baño ultrasónico limpia creando:
    a) estampidos fuertes   c) agua blanda
    b) desorden   d) ondas sonoras de alta frecuencia   ____

25. Los baños ultrasónicos son buenos para limpiar implementos que tienen/son:
    a) partes disponibles   c) rincones y aberturas
    b) más de 2 semanas   d) que permanecer secos   ____

26. Un baño ultrasónico es solamente eficaz cuando se usa con un/una:
    a) desinfectante
    b) baño espumoso
    c) autoclave
    d) asistente de operación   ____

27. Los desinfectantes se deben guardar en recipientes que han sido:
    a) esterilizados
    b) rotulados
    c) reciclados
    d) abiertos   ____

28. Un desinfectante que ya no se considera seguro para usar en salones de belleza es:
    a) Lysol
    b) jabón
    c) formalina
    d) agua caliente   ____

29. El jabón para las manos en el salón de belleza debe ser de tipo:
    a) humidificador
    b) barato
    c) barra
    d) antiséptico líquido a bomba   ____

30. Antes de desinfectar una superficie, debe estar/ser:
    a) sucia
    b) limpia
    c) reemplazada
    d) laminada   ____

31. Para desinfectar las superficies, los desinfectantes se deben dejar puestos por lo menos durante:
    a) 5 minutos
    b) 30 minutos
    c) 10 minutos
    d) toda la noche   ____

32. Para que una superficie esté correctamente desinfectada, se debe aplicar el desinfectante _____ veces durante el procedimiento.
    a) dos
    b) cuatro
    c) tres
    d) cinco   ____

33. El paso final para desinfectar una superficie es:
    a) secar con pistola secadora
    b) secar con gamuza
    c) secar al aire
    d) secar con toalla de papel   ____

34. Las herramientas correctamente desinfectadas deben guardarse en un/una:
    a) bolsillo
    b) higienizador húmedo
    c) toalla
    d) recipiente sellado herméticamente   ____

35. Una manera barata de guardar herramientas desinfectadas es envolverlas en:
    a) envoltura limpia de plástico
    b) paño para lavar
    c) toallas de papel
    d) papel parafinado   ____

Propiedades del Cuero Cabelludo y del Pelo

1. El pelo es un apéndice:
   a) de las palmas
   b) de las plantas
   c) del cuero cabelludo y de la piel
   d) de los labios _____

2. La principal finalidad del cabello es:
   a) conservar aceitoso el cuero cabelludo
   b) proteger y adornar
   c) conservar el cuero cabelludo seco
   d) conservar la caspa en su lugar _____

3. El cabello está principalmente compuesto por una sustancia córnea llamada:
   a) hemoglobina
   b) melanina
   c) queratina
   d) calcio _____

4. El sentido del tacto no se encuentra en:
   a) la piel
   b) el pelo
   c) los dedos
   d) los labios _____

5. El pelo toma su forma, tamaño y dirección en:
   a) la corteza
   b) la cutícula
   c) la médula
   d) el folículo _____

6. La sección transversal de un cabello ondulado es:
   a) redonda
   b) casi plana
   c) ovalada
   d) cuadrada _____

7. La sección transversal de un cabello rizado es:
   a) casi plana
   b) redonda
   c) ondulante
   d) cuadrada _____

8. La sección transversal de un cabello liso es:
   a) cuadrada
   b) ovalada
   c) redonda
   d) casi plana _____

9. La raíz es la parte del pelo que queda dentro:
   a) de la cutícula del pelo
   b) del folículo del pelo
   c) de los poros del sudor
   d) de la corteza del pelo _____

10. La parte baja del bulbo del pelo está ahuecada para encajar dentro:
    a) de la raíz
    b) del folículo
    c) de la papila
    d) del tallo _____

11. La estructura en forma de garrote que forma la parte inferior de la raíz del pelo recibe el nombre de:
    a) bulbo
    b) tallo
    c) folículo
    d) papila _____

12. El crecimiento del pelo empieza en:
    a) el tallo
    b) el bulbo
    c) la raíz
    d) la papila _____

13. El folículo del pelo es una depresión de forma tubular que:
    a) encierra la raíz
    b) encierra la médula
    c) se extiende más allá de la piel
    d) incrementa la raíz _____

14. Una pequeña elevación de forma cónica situada en el fondo del folículo piloso recibe el nombre de:
   a) papila
   b) cutícula
   c) médula
   d) corteza
   ____

15. El pelo extrae sus nutrientes de la papila del pelo que contiene:
   a) vasos sanguíneos
   b) músculos
   c) glándulas
   d) tejido adiposo
   ____

16. La médula del pelo se encuentra en:
   a) el centro del pelo
   b) la capa externa del pelo
   c) la segunda capa del pelo
   d) la capa cutícula del pelo
   ____

17. La cutícula del pelo es:
   a) la capa central
   b) la capa exterior
   c) la segunda capa
   d) el tuétano
   ____

18. La corteza del pelo es:
   a) la capa exterior
   b) la capa interior
   c) la capa media (segunda)
   d) el tuétano
   ____

19. La capa que da fuerza y elasticidad al cabello es:
   a) la médula
   b) la cutícula
   c) el folículo
   d) la corteza
   ____

20. La capa que contiene el pigmento que da color al cabello es:
   a) el bulbo
   b) la cutícula
   c) la corteza
   d) el folículo
   ____

21. El color del cabello proviene de las sustancias que dan color:
   a) al corazón
   b) al hígado
   c) a la sangre
   d) al bazo
   ____

22. Cuando el pigmento se va y los puntos blancos se desarrollan, el cabello aparenta ser:
   a) negro
   b) castaño
   c) rojo
   d) gris
   ____

23. Una persona sin materia colorante en el cabello es:
   a) una morena
   b) una castaña
   c) una albina
   d) una pelirroja
   ____

24. El músculo situado en el folículo del pelo se llama:
   a) epicráneo
   b) horripilador
   c) procero
   d) orbicular
   ____

25. Un cabello seco normal puede estirarse aproximadamente _____ de su longitud natural.
   a) la mitad
   b) la quinta parte
   c) las tres cuartas partes
   d) el doble
   ____

26. El horripilador es el músculo responsable de:
   a) la textura del pelo
   b) la porosidad del pelo
   c) la carne de gallina
   d) la elasticidad del pelo
   ____

27. No se encuentra pelo en:
    a) la piel
    b) los labios
    c) el cuero cabelludo
    d) el mentón ___

28. El promedio de vida del pelo de la cabeza se sitúa alrededor de:
    a) 8 a 10 meses
    b) 12 a 15 meses
    c) 2 a 4 años
    d) más de 8 años ___

29. El pelo que se encuentra en las pestañas y cejas:
    a) es el vello
    b) es largo
    c) es corto y tieso
    d) es la pelusa ___

30. Hipertricoris implica el crecimiento anormal del cuero cabelludo de
    _____ en algunas zonas del cuerpo.
    a) pelo
    b) piel
    c) verrugas
    d) queratoma ___

31. Las cejas y las pestañas se mudan aproximadamente cada:
    a) mes
    b) dos meses
    c) ocho o nueve meses
    d) cuatro o cinco meses ___

32. Las glándulas sebáceas segregan sebo que da _____
    al pelo.
    a) desgaste
    b) suavidad
    c) ordinariez
    d) longitud ___

33. El promedio de crecimiento del pelo de la cabeza es
    aproximadamente de:
    a) 6 mm. al mes
    b) 12 mm. al mes
    c) 6 mm. a la semana
    d) 12 mm. a la semana ___

34. El color natural del pelo y su fuerza y textura dependen
    principalmente:
    a) del tallo del pelo
    b) de un remolino
    c) de factores hereditarios
    d) del pelo superfluo ___

35. Si la papila se destruye, el pelo:
    a) crecerá de nuevo
    b) crecerá más largo
    c) crecerá más corto
    d) no crecerá más ___

36. La textura se define como el grado de:
    a) suavidad o dureza del pelo
    b) finura o grosor del pelo
    c) elasticidad del pelo
    d) médula ___

37. Un acabado duro y cristalino es característico de una textura de pelo
    que es:
    a) fina
    b) corta
    c) media
    d) tiesa ___

38. La porosidad es la capacidad del cabello para absorber:
    a) queratina
    b) el sol
    c) la humedad
    d) los rayos ultravioletas ___

39. Una pequeña parte de pelo tieso se conoce como:
    a) un remolino
    b) un horripilador
    c) una coronilla
    d) un albino ___

40. La elasticidad del pelo es su capacidad para:
    a) aceptar tintes
    b) absorber humedad, expanderse y estirarse
    c) estirarse y romperse
    d) estirarse y volver a su forma original sin romperse ____

41. La dirección del flujo natural del pelo en el cuero cabelludo se conoce como:
    a) verticilado
    b) corriente del pelo
    c) arco del pelo
    d) remolino ____

42. La materia colorante del cabello recibe el nombre de:
    a) queratina
    b) hematocito
    c) melanina
    d) anilina ____

43. La muda diaria del pelo se estima como promedio de:
    a) 75 a 150 cabellos
    b) 90 a 120 cabellos
    c) 20 a 40 cabellos
    d) 90 a 110 cabellos ____

44. El pelo y el cuero cabelludo se conservan en una condición flexible y lustrosa por las secreciones de:
    a) hormonas
    b) sebo
    c) queratina
    d) enzimas ____

45. El número de cabellos por centímetro cuadrado se llama:
    a) textura
    b) pigmento
    c) melanina
    d) densidad ____

46. El pelo húmedo normal puede estirarse sobre su largo natural:
    a) de 10% a 15%
    b) de 20% a 25%
    c) de 40% a 50%
    d) de 90% a 100% ____

47. El pelo seco normal puede estirarse sobre su largo natural:
    a) 20%
    b) 50 %
    c) 75%
    d) nada de nada ____

48. Canosidad es el término técnico del pelo:
    a) negro
    b) castaño
    c) cortado
    d) gris ____

49. Tricoptilosis es el nombre técnico de:
    a) pelo en bolitas
    b) cabello con puntas abiertas
    c) cabello superfluo
    d) cabello quebradizo ____

50. Moniletrix es el nombre técnico de:
    a) pelo en bolitas
    b) cabello quebradizo
    c) pelo en anillos
    d) pelo nudoso ____

51. El pelo superfluo, o desarrollo anormal del pelo del cuerpo, recibe el nombre de:
    a) alopecia
    b) hipertricosis
    c) canosidad
    d) moniletrix ____

52. Fragilitas crinium es el nombre técnico:
    a) del pelo en bolitas
    b) del pelo superfluo
    c) del pelo nudoso
    d) del pelo quebradizo ____

53. Un crecimiento anormal del pelo en áreas del cuerpo que normalmente no contienen vello, recibe todos los nombres expresados seguidamente, EXCEPTO:
    a) hipertricosis
    b) cabello superfluo
    c) lanugo
    d) hirsutismo ____

54. Hirsutismo es otro nombre de:
    a) fragilitas crinium
    b) tricorrexis nudosa
    c) tricoptilosis
    d) hipertricosis ____

55. Otro nombre de la caspa es:
    a) alopecia
    b) esteatoma
    c) pitiriasis
    d) dermatitis ____

56. Se estima que la caspa generalmente es:
    a) una alergia
    b) no patogénica
    c) no contagiosa
    d) infecciosa ____

57. Una caspa descuidada demasiado tiempo puede conducir a:
    a) una tiña
    b) una sarna
    c) una calvicie
    d) una soriasis ____

58. Unas escamas blancas, pequeñas que usualmente están unidas al cuero cabelludo y al pelo, son signo de:
    a) dermatitis
    b) eccema
    c) alopecia
    d) pitiriasis ____

59. El tipo de caspa seca se conoce como pitiriasis:
    a) steatoides
    b) capitis simplex
    c) soriasis
    d) erisipela ____

60. El tipo de caspa grasiento o ceroso se conoce como pitiriasis:
    a) steatoides
    b) soriasis
    c) erisipela
    d) capitis simplex ____

61. Alopecia es el nombre técnico de cualquier forma anormal de:
    a) pérdida de pelo
    b) inflamación de la piel
    c) desorden de las glándulas sebáceas
    d) desorden de las glándulas sudoríparas ____

62. La calvicie en áreas redondas se conoce como alopecia:
    a) adnata
    b) senilis
    c) areata
    d) dinámica ____

63. La caída de pelo que aparece antes de la media edad se llama alopecia:
    a) senilis
    b) adnata
    c) prematura
    d) universal ____

64. La pérdida permanente de pelo que aparece en la edad avanzada se conoce como alopecia:
    a) areata
    b) senilis
    c) adnata
    d) dinámica ____

65. La alopecia areata se produce generalmente después de un daño sufrido en el sistema:
    a) circulatorio
    b) muscular
    c) mervioso
    d) digestivo ____

66. La caída natural del cabello se presenta con más frecuencia en:
    a) invierno
    b) la gente joven
    c) un frío muy riguroso
    d) primavera ____

67. El término médico de la tiña es:
    a) seborrea
    b) tinea
    c) canosidad
    d) nevo ____

68. La tiña es peligrosa porque es:
    a) no contagiosa
    b) no infecciosa
    c) contagiosa
    d) benigna ____

69. La pediculosis es una condición causada por:
    a) el piojo de la cabeza
    b) el arácnido de la sarna
    c) un forúnculo
    d) la tiña ____

70. La sarna es una enfermedad parásita animal provocada por:
    a) la tiña
    b) el arácnido de la sarna
    c) la caspa
    d) un carbúnculo ____

71. La tinea capitis es una infección que afecta:
    a) las glándulas sudoríparas
    b) las glándulas sebáceas
    c) los vasos sanguíneos
    d) los folículos del pelo ____

72. El término técnico de un divieso es:
    a) sarna
    b) capitis
    c) tinea nodosa
    d) forúnculo ____

73. Un forúnculo es una infección aguda de:
    a) las glándulas oleosas
    b) las glándulas sudoríparas
    c) los folículos del pelo
    d) las glándulas sebáceas ____

74. El propósito principal del tratamiento del cabello y del cuero cabelludo es:
    a) prevenir las canas
    b) endurecer la textura del pelo
    c) preservar la salud del cabello y del cuero cabelludo
    d) preservar el color del cabello ____

75. El masaje del cuero cabelludo es beneficioso porque estimula:
    a) las glándulas salivales
    b) la circulación de la sangre
    c) la glándula pituitaria
    d) la glándula tiroides ____

76. Un requisito básico para un cuero cabelludo sano es:
    a) un aclarado alcalino
    b) un aclarado medicado
    c) una buena limpieza
    d) un aclarado de alheña ____

77. Frecuentes lavadas con un champú equivocado pueden provocar que el cuero cabelludo y el pelo se vuelvan:
    a) ulcerados
    b) aceitosos
    c) secos
    d) gruesos ____

78. Después de la aplicación de una crema al cuero cabelludo, exponerlo:
    a) a la luz ultravioleta
    b) a una lámpara de infrarrojos
    c) a rayos de luz azul
    d) a los rayos actínicos ____

79. Un pelo dañado y un cuero cabelludo rígido y seco necesitan:
    a) un champú seco en polvo
    b) un champú seco líquido
    c) un nuevo peinado
    d) tratamiento del cuero cabelludo ____

80. Una parte importante de un tratamiento del cuero cabelludo es:
    a) la rigidez del cuero cabelludo
    b) un peinado
    c) un cepillado del pelo
    d) un aclarado de color ____

81. Un cuero cabelludo rígido puede hacerse más flexible con un cepillado de cabello y aplicando:
    a) un champú seco a base de huevo
    b) manipulaciones del cuero cabelludo
    c) un champú de alquitrán
    d) un champú antiséptico ____

82. El polvo y la basura pueden ser removidos con:
    a) aclarados frecuentes
    b) colorante de cabello
    c) un cepillado del pelo
    d) un champú seco ____

83. Un cuero cabelludo normal debe recibir un masaje aproximadamente cada:
    a) tres semanas
    b) semana
    c) mes
    d) seis meses ____

84. Los tratamientos del cuero cabelludo son beneficiosos porque provocan:
    a) las canas
    b) un cuero cabelludo sano
    c) un incremento de la porosidad del pelo
    d) pitiriasis steatoides ____

85. Las causas más comunes de la caspa son una dieta impropia, negligencia y:
    a) una circulación pobre
    b) demasiados lavados
    c) los champúes grasos
    d) las cremas aclaradoras ____

86. Un cuero cabelludo muy rígido puede flexibilizarse con un cepillado adecuado y aplicaciones de:
    a) un champú poco jabonoso
    b) manipulaciones del cuero cabelludo
    c) un aclarado gris
    d) un champú sulfonado ____

87. El cepillado del cabello es beneficioso porque:
    a) endurece los músculos del cuero cabelludo
    b) aclara el cabello
    c) estimula la circulación de la sangre
    d) conserva el color del cabello ____

88. Una ventaja importante de las manipulaciones del cuero cabelludo es que:
    a) irrigan el cuero cabelludo
    b) rompen las puntas del cabello
    c) remueven el sebo
    d) estimulan el flujo de sangre ____

89. El cabello seco y deteriorado puede ser mejorado con:
    a) una emulsión
    b) un acondicionador
    c) un champú
    d) un afeitado ____

90. No es recomendable dar un tratamiento al cuero cabelludo antes de:
    a) un tratamiento relajador del pelo
    b) un facial
    c) un champú y un marcado
    d) un conformado del cabello ____

91. Un cepillado del cabello antes de un tratamiento del cuero cabelludo ayuda a remover:
    a) el polvo y la basura
    b) el color del cabello
    c) las puntas del cabello
    d) el lustre y resplandor ____

92. Las manipulaciones del cuero cabelludo son positivas porque estimulan:
   a) la glándula pituitaria
   b) el horripilador
   c) la circulación de la sangre
   d) los folículos ____

93. La primera finalidad de un tratamiento de cuero cabelludo es preservar:
   a) la salud del cuero cabelludo
   b) el color y la textura del pelo
   c) el tallo y la médula
   d) la corteza y la cutícula ____

94. En orden a aliviar las tensiones del cliente, los movimientos del masaje deben hacerse con:
   a) movimientos bruscos
   b) movimientos uniformes continuos
   c) una manipulación vigorosa
   d) un movimiento de petrissage ____

95. Como complemento a la conservación del cabello y del cuero cabelludo en un estado limpio y saludable, tratamientos regulares del cuero cabelludo ayudan a prevenir:
   a) el acné
   b) los comedones
   c) la calvicie
   d) los resfriados comunes ____

96. La aparición de escamas blancas en la cabeza es una indicación de:
   a) seborrea
   b) presencia de milios
   c) caspa
   d) comedones ____

97. Las causas más comunes de la caspa son una dieta impropia, suciedad y:
   a) sobreactividad de las glándulas sebáceas
   b) circulación pobre
   c) baja actividad de las glándulas sebáceas
   d) músculos horripilantes débiles ____

98. Las cremas humidificadoras y emolientes se usan cuando se trata con:
   a) un cuero cabelludo seco
   b) un cuero cabelludo aceitoso
   c) una condición de acné
   d) una condición de seborrea ____

99. Las lociones de pelo que contienen astringente sólo pueden ser utilizadas después de la aplicación de:
   a) una corriente de alta frecuencia
   b) cremas y pomadas
   c) una corriente infrarroja
   d) lociones para marcado ____

100. Un tratamiento corrector de pelo se refiere:
   a) al cuero cabelludo
   b) al tallo del pelo
   c) al horripilador
   d) a la médula ____

101. Una condición de calvicie prematura o pérdida excesiva de cabello se refiere:
   a) a la pitiriasis
   b) a la seborrea
   c) a la alopecia
   d) a la canosidad ____

102. La alopecia areata es un desorden causado por:
   a) una calvicie prematura
   b) una calvicie en áreas redondas
   c) una calvicie senil
   d) una calvicie completa ____

Coberturas

1. La primera consideración de un cosmetólogo debe ser siempre:
   a) la nota a cargar
   b) la protección del cliente
   c) el tiempo consumido
   d) la propina del cliente ____

2. La responsabilidad primera de un cosmetólogo es proteger al cliente de:
   a) un sobrepago
   b) los ruidos fuertes
   c) las lesiones
   d) los competidores ____

3. Una parte importante del servicio de un cosmetólogo a un cliente es:
   a) informarle de las noticias
   b) charlar
   c) el chismorreo
   d) cubrirlo ____

4. Al proteger la piel y los vestidos del cliente, una cobertura adecuada está considerada como:
   a) un servicio extra
   b) un servicio glamoroso
   c) completamente innecesaria
   d) la primera parte de la protección ____

5. La cobertura se utiliza para cubrir un objetivo de:
   a) protección del cliente
   b) incrementar los cargos
   c) prevenir los movimientos del cliente
   d) vencer la fatiga ____

6. La banda de cuello o toalla se utiliza para evitar:
   a) la transpiración del cliente
   b) que la capa toque la piel del cliente
   c) una completa saturación del pelo
   d) un tacto desagradable al cliente ____

7. Hay que hacer cualquier esfuerzo para evitar que la capa toque a la piel, ya que puede provocar:
   a) frío en la piel
   b) una fuente de enfermedades
   c) una ligera humedad
   d) desagradable al tacto ____

8. La banda de cuello y la toalla se usan para la protección del cliente y:
   a) razones estéticas
   b) razones de seguridad
   c) razones sanitarias
   d) razones monetarias ____

9. Antes de cubrir a los clientes, éstos deben:
   a) lavarse las manos
   b) quitarse las joyas
   c) cepillarse bien el pelo
   d) quitarse los zapatos y las medias ____

10. Cuando cubra un cliente para un ondulado o rizado térmico, es conveniente utilizar:
    a) una capa de algodón
    b) una capa de plástico
    c) una capa de goma
    d) una capa muy corta ____

11. Una cobertura para un servicio de peinado incluye:
    a) una toalla en el cuello
    b) el uso de una capa de champú
    c) dos toallas alrededor del cuello
    d) una banda de cuello debajo de la capa ____

Lavado, Aclarado y Acondicionado

1. El propósito principal de un lavado es:
   a) facilitar el peinado
   b) limpiar el pelo y el cuero cabelludo
   c) tratar la alopecia areata
   d) suavizar el cuero cabelludo
   ____

2. Antes de la aplicación de un champú, humedezca el pelo con:
   a) agua fría
   b) agua caliente
   c) agua tibia
   d) agua helada
   ____

3. Los champúes alcalinos fuertes hacen el cabello:
   a) suave y sedoso
   b) seco y quebradizo
   c) más oscuro
   d) fácil de peinar
   ____

4. El agua de lluvia o el agua que ha sido tratada químicamente es:
   a) agua blanda
   b) agua dura
   c) agua mineral
   d) agua carbonada
   ____

5. Después de un champú normal, eliminar el exceso de espuma con:
   a) un aclarado frio
   b) agua fría
   c) agua caliente
   d) un chorro fuerte de agua
   ____

6. Un cepillado completo del pelo y del cuero cabelludo no debe hacerse antes de:
   a) un servicio químico
   b) un champú
   c) un corte de pelo
   d) un tratamiento del cuero cabelludo
   ____

7. ¿Qué debe utlizarse cuando aplica un masaje y saca espuma al cuero cabelludo durante un champú?
   a) las yemas de los dedos
   b) las uñas de los dedos
   c) la palma de la mano
   d) sólo los pulgares
   ____

8. Durante un aclarado, colocar un dedo en la punta de la ducha, en contacto con el agua, para:
   a) controlar la temperatura del agua
   b) controlar la dirección de la boquilla
   c) determinar la presión del agua
   d) poner la boquilla en su lugar
   ____

9. El término pH responde:
   a) al potencial de hidrógeno
   b) a la proporción de hidrógeno
   c) al equilibrio natural
   d) al fósforo e hidrógeno
   ____

10. ¿Qué tipo de champú debe usarse con un cliente a quien la salud no permite el uso de un champú húmedo?
    a) un champú medicado
    b) un champú acondicionador
    c) un champú seco en polvo
    d) un champú de realce
    ____

11. Se recomienda un champú seco en polvo cuando el cliente:
    a) desea un aclarado de color
    b) no soporta un champú húmedo
    c) tiene un pelo enredado
    d) tiene un pelo aclarado
    ___

12. El pelo seco y quebradizo debe lavarse con un champú:
    a) de color
    b) oscuro
    c) balanceado ácido
    d) seco
    ___

13. Debe enviarse a los clientes al médico si tienen:
    a) canas
    b) una enfermedad infecciosa
    c) moniletrix
    d) una enfermedad no infecciosa
    ___

14. Para un lavado de pelo y cuero cabelludo, debe aplicarse champú en el pelo:
    a) cada día
    b) cada tercer día
    c) tantas veces como sea necesario
    d) una vez al mes
    ___

15. No es nunca recomendable cepillar el pelo antes de aplicar:
    a) un champú en crema
    b) un ondulado permanente
    c) un aclarado de pelo
    d) un champú balanceado ácido
    ___

16. Los aclarados ácidos se aplican para:
    a) eliminar la espuma del jabón
    b) añadir color al cabello
    c) eliminar los reflejos amarillos del pelo gris
    d) abrir la capa de la cutícula
    ___

17. ¿Qué cubre el pelo para hacerlo meloso y suave?
    a) una crema aclaradora
    b) un champú medicinal
    c) un aclarado ácido
    d) un champú para pelucas
    ___

18. Un aclarado que ayuda a cerrar y a endurecer las imbricaciones de la cutícula después de una aplicación de tinte o color es:
    a) un aclarado balanceado ácido
    b) un aclarado alcalino
    c) un aclarado de alheña
    d) un aclarado medicinal
    ___

19. Los aclarados de color dan:
    a) un tono claro a un cabello oscuro
    b) color temporal al cabello
    c) rizado al cabello
    d) color permanente al cabello
    ___

20. Un aclarador que está formulado para hacer que el pelo enredado se peine más fácilmente es:
    a) un aclarador medicinal
    b) un aclarador reacondicionador
    c) un aclarador neutro
    d) un aclarador en crema
    ___

21. Un champú que tenga un pH de 5,5 está considerado como:
    a) un producto neutro
    b) un champú duro
    c) alcalino
    d) ácido
    ___

22. La caspa en pequeñas cantidades puede ser controlada con:
    a) aclarados con agua blanda
    b) champúes medicinales
    c) un aclarador en crema
    d) aclarados de color
    ___

23. Un aclarador ácido es importante como ayuda para:
    a) eliminar la espuma del jabón
    b) prevenir la atenuación de color
    c) cambiar el color
    d) rizar el pelo
    ___

24. Un aclarado medicinal se utiliza como control de:
    a) un pelo demasiado basto   c) las puntas cortas
    b) un pelo demasiado fino   d) la caspa   ____

25. Un aclarador que está diseñado para proporcionar color temporal
    al cabello es:
    a) un aclarador en crema   c) un aclarador de color
    b) un aclarador tartárico   d) un aclarador ácido   ____

Corte del Cabello

1. Hay que humedecer el pelo si se aplica un entresacado con:
   a) tijeras
   b) maquinilla
   c) navaja
   d) tijeras de entresacar ____

2. Cuando se corte pelo grueso, nunca debe cortarse demasiado cerca:
   a) de los lados
   b) del tallo del pelo
   c) de la cutícula
   d) del cuero cabelludo ____

3. Los peinados modernos se diseñan para realzar:
   a) los puntos buenos del cliente
   b) la fuerza física del cliente
   c) el color del pelo
   d) los rasgos pobres ____

4. Un entresacado de pelo implica:
   a) separar el pelo liso
   b) un corte transversal
   c) disminuir su volumen
   d) cortar las puntas ____

5. El acortado de pelo con un efecto gradual recibe el nombre de:
   a) cortado a máquina
   b) chamuscado
   c) afinado de puntas
   d) cardado con peine ____

6. El proceso utilizado en el afinado o entresacado de pelo con tijeras es conocido como:
   a) cortado a máquina
   b) corte de pelo con navaja
   c) corte por capas
   d) deslizamiento o deshilachado ____

7. Cortar el cabello cerca de la nuca y dejarlo gradualmente más largo hacia la coronilla, sin que muestre una línea definida, se llama:
   a) cortado en capas
   b) cortado a navaja
   c) cortado en círculos
   d) corte escalonado ____

8. Cuando sostiene las tijeras durante un corte de pelo, ¿qué dedo debe usted colocar dentro del ojo de la hoja?
   a) el dedo índice
   b) el dedo medio
   c) el dedo anular
   d) el dedo pulgar ____

9. Cuando selecciona el estilo de peinado adecuado, el cosmetólogo debe tener en cuenta _____ del cliente.
   a) los postizos
   b) el encaje francés
   c) el contorno facial
   d) la grasa del pelo ____

10. La primera capa en una conformación de pelo bien lograda es:
    a) colorear el pelo
    b) seccionar el pelo
    c) deshilachar el pelo
    d) apiñar el pelo ____

11. La punta del dedo índice se apoya cerca del pivote para dar al peluquero:
    a) más velocidad
    b) un mejor control
    c) más visión
    d) una línea de guía ____

12. Un factor importante al decidir la distancia del cuero cabelludo a que hay que entresacar el cabello es:
    a) la elasticidad
    b) el color
    c) la textura
    d) la corriente del pelo ____

13. El tipo de cabello que puede ser entresacado más cerca del cuero cabelludo es:
   a) el cabello fino
   b) el cabello mediano
   c) el cabello basto
   d) el cabello deteriorado   ___

14. El cabello que debe entresacarse más separado del cuero cabelludo es:
   a) el cabello fino
   b) el cabello medio
   c) el cabello grueso
   d) el cabello teñido   ___

15. Deslizamiento es otro término de:
   a) deshilachado
   b) cortado a máquina
   c) escalonado
   d) cortado en círculos   ___

16. La base para un peinado bien logrado es:
   a) un buen teñido
   b) una buena partición
   c) un buen aclarado
   d) un buen corte de pelo   ___

17. Si el pelo está afinado cerca de las puntas de los mechones, debe ser:
   a) conformado igual
   b) cortado de través
   c) cortado recto
   d) cortado escalado   ___

18. El método de cortar el cabello recto, sin afinar, se refiere:
   a) al deslizado
   b) al rebajado
   c) al cortado a navaja
   d) al despuntado   ___

19. El cabello puede ser entresacado con tijeras, tijeras de entresacar y:
   a) máquina eléctrica
   b) navaja
   c) una varilla
   d) un pivote   ___

20. Antes de proceder al corte de un cabello excesivamente rizado, debe usted lavar el pelo con champú, secar y:
   a) cortarlo con tijeras de entresacar
   b) aplicar una loción para el pelo
   c) cortar a navaja
   d) aplicar un producto emoliente sobre el pelo y el cuero cabelludo   ___

21. El corte de pelo requiere muchos conocimientos, habilidad y:
   a) resistencia
   b) práctica
   c) dinero
   d) charla   ___

Ondulación con los Dedos

1. Los mejores resultados de la ondulación con los dedos se obtienen con pelo que es:
   a) liso
   b) ondulado natural
   c) encrespado
   d) ensortijado ____

2. Cuando haga una ondulación con los dedos, utilice:
   a) laca para pelo
   b) agua amoniacal
   c) loción para ondulado en frío
   d) loción onduladora de goma de Karaya ____

3. En una ondulación con los dedos, ¿qué hay que aplicar para hacer el cabello más flexible y mantenerlo en su lugar?
   a) un aclarador de crema
   b) loción onduladora de goma de Karaya
   c) laca para pelo
   d) un neutralizador ____

4. La selección de la loción onduladora debe determinarse por:
   a) su cualidad secadora
   b) su color
   c) la textura del pelo del cliente
   d) su consistencia de laca ____

5. Una buena loción para la ondulación con los dedos:
   a) seca lentamente
   b) colorea el pelo
   c) es inofensiva para el pelo
   d) aclara el pelo ____

6. Antes de un ondulado con los dedos, descubra:
   a) el crecimiento del pelo nuevo
   b) la línea de crecimiento del pelo
   c) el ondulado natural
   d) la línea de demarcación ____

7. Una ondulación con los dedos debe armonizar con _____ del cliente.
   a) la complexión de la piel
   b) el estilo de vestir
   c) las uñas de los dedos
   d) la conformación de la cabeza y rasgos faciales ____

8. Cuando aplique una ondulación con los dedos, debe evitar:
   a) el uso excesivo de loción
   b) dirigir el cabello hacia su crecimiento natural
   c) aplanar las crestas firmemente en su lugar
   d) que el peine penetre en el cuero cabelludo ____

9. En un peinado de lado derecho, la ondulación con los dedos debe empezar en:
   a) el lado ligero del pelo
   b) el anverso de la cabeza
   c) el lado pesado del pelo
   d) la coronilla ____

10. Una ondulación con los dedos permanece más tiempo cuando el pelo se ha moldeado:
    a) en crestas muy altas
    b) en la dirección de su crecimiento natural
    c) en crestas muy bajas
    d) en oposición a la dirección de crecimiento del pelo ____

11. Después de una ondulación con los declos, ¿cuál debe ser la condición del pelo antes del peinado?
    a) completamente seco
    b) completamente lubricado
    c) completamente húmedo
    d) grasiento ____

12. Para enfatizar la cresta de una ondulación con los dedos:
    a) empujar los dientes del peine contra la cabeza
    b) usar el peine y el anverso de la mano
    c) presionar el índice y el dedo medio contra la cabeza
    d) empujar el pelo hacia abajo con los dedos _____

13. Después de una permanente con los dedos, un secado excesivo del pelo puede:
    a) provocar una situación de sequedad en el pelo y cuero cabelludo
    b) añadir grasa al pelo y cuero cabelludo
    c) hacer la ondulación más duradera
    d) trastornar la permanente _____

14. El término «ondulación sombreada» indica una ondulación:
    a) con crestas altas
    b) con crestas afiladas
    c) con crestas bajas
    d) con crestas hondas _____

15. La cresta y onda de cada sección en una ondulación con los dedos deben igualarse:
    a) en la coronilla
    b) con el nuevo crecimiento
    c) sin mostrar separaciones
    d) con las puntas del pelo _____

16. Para proteger la frente y las orejas del cliente del intenso calor del secador, utilice algodón, gasa o:
    a) clips
    b) protectores de papel
    c) horquillas
    d) loción onduladora _____

Peinado en Húmedo

1. Es importante que un cosmetólogo conozca los principios del arte del peinado en orden a:
   - a) desarrollar la elasticidad en el cabello
   - b) analizar el cabello del cliente para ver si es fino o basto
   - c) crear peinados a la moda
   - d) hacer el cabello más manejable ____

2. Antes de aplicar un champú, es recomendable:
   - a) reacondicionar el cabello
   - b) peinar el cabello
   - c) colorear el cabello
   - d) examinar el cabello ____

3. El proceso de desenredar el pelo debe empezar en la zona de:
   - a) la coronilla
   - b) la línea del pelo
   - c) la nuca
   - d) la frente ____

4. El rizo que disminuye de tamaño hacia el extremo recibe el nombre de:
   - a) centro abierto
   - b) rizo adelante
   - c) espiral
   - d) centro cerrado ____

5. Para obtener resultados satisfactorios en un peinado, el pelo debe estar:
   - a) en una textura dura
   - b) en buenas condiciones
   - c) completamente seco
   - d) enrollado en rulos medianos ____

6. Cuando se desee un movimiento de rizos duradero, hay que encintar y estirar el mechón, y cada rizo debe ser:
   - a) dirigido fuera de la cara
   - b) enrollado suavemente
   - c) dirigido hacia la cara
   - d) colocado al azar ____

7. El tipo de pelo idóneo para un rizado fijo es el pelo:
   - a) basto y recto
   - b) natural o con una ondulación permanente
   - c) fino rizado
   - d) rizado/ensortijado ____

8. Las tres partes principales de un rizo fijo son la base, el círculo y:
   - a) la textura
   - b) la elasticidad
   - c) el tallo
   - d) la movilidad ____

9. La parte inamovible del rizo fijada al cuero cabelludo es:
   - a) el tallo
   - b) la base
   - c) el círculo
   - d) el arco ____

10. La parte que se encuentra entre la base y el primer arco del círculo se conoce como el:
    - a) círculo
    - b) tallo
    - c) pivote
    - d) mechón ____

11. El rizo obtiene su dirección, acción y movilidad de su:
    a) pivote   c) círculo
    b) base   d) tallo   ____

12. La anchura y la fuerza de un rizo están regidas por _____
    del rizo fijo.
    a) el tamaño   c) el tallo
    b) el pivote   d) la movilidad   ____

13. La movilidad de un rizo fijo queda determinada por su:
    a) base   c) pivote
    b) tallo   d) círculo   ____

14. La movilidad de un rizo se clasifica como de medio tallo, tallo
    completo y:
    a) tallo redondo   c) sin tallo
    b) tallo estrecho   d) tallo ancho   ____

15. Una firme e inamovible posición que sólo permite el movimiento del
    círculo del rizo está producida por el rizo:
    a) sin tallo   c) de tallo completo
    b) de medio tallo   d) de tallo redondo ____

16. Una formación de medio tallo permite al círculo:
    a) moverse hacia su base   c) quedarse inmóvil en su base
    b) moverse fuera de su base   d) rizarse en su base   ____

17. Cuando un peinado requiera un alto grado de movilidad, utilizar:
    a) un rizo de tallo completo   c) un rizo sin tallo
    b) un rizo de medio tallo   d) un rizo de tallo redondo ____

18. Para evitar roturas o divisiones a lo largo de la línea de borde
    frontal o facial, utilice:
    a) bases triangulares   c) bases circulares
    b) bases cuadradas   d) bases redondas   ____

19. Si se desea un rizo voluminoso con un cabello fino, hay que usar
    rizos fijos con:
    a) centro abierto   c) sin tallo
    b) medio tallo   d) centro cerrado   ____

20. Los rizos fijos colocados detrás de la cresta de un conformado
    reciben el nombre de:
    a) rizos con rulos   c) rizos en pivote
    b) rizos en cresta   d) rizos esculpidos ____

21. Los rizos formados en dirección opuesta al movimiento de las
    agujas de un reloj están considerados como:
    a) horarios   c) esculpidos
    b) antihorarios   d) en cascada   ____

22. El tamaño de un rizo fijo determina _____ del
    ondulado.
    a) el tamaño   c) la dirección
    b) la profundidad   d) las crestas   ____

23. Una ondulación formada alternando ondas con los dedos y rizos fijos recibe el nombre de:
   a) onda perdida
   b) onda alzada
   c) onda con rebote
   d) onda llena ____

24. Cuando se deseen ondas verticales y que caigan suavemente sobre los lados, hay que utilizar:
   a) ondas estrechas
   b) ondas erguidas
   c) ondas cerradas
   d) ondas con rebote ____

25. El rizo con cascada también se conoce como:
   a) rizo recortado
   b) rizo moldeado
   c) rizo erguido
   d) rizo con pivote ____

26. La raya del pelo debe determinarse por el tipo facial del cliente y _____ que desea.
   a) el rizo de base
   b) el rizo de pivote
   c) el peinado
   d) el color del pelo ____

27. Muchos fracasos en un peinado pueden atribuirse principalmente a:
   a) un ondulado con rebote
   b) un deshilachado
   c) un tratamiento inadecuado del pelo
   d) el uso de un cepillo de pelo ____

28. Un rizo erguido algunas veces se refiere a un:
   a) rizo en cascada
   b) rizo en cresta
   c) rizo de tallo alargado
   d) rizo de punta abierta ____

29. En una sujeción de los rizos fijos, todas las definiciones siguientes son buenas, EXCEPTO:
   a) los clips se introducen desde el extremo abierto de la conformación
   b) los clips se introducen desde el extremo cerrado de la conformación
   c) es importante no perturbar el conformado
   d) debe colocarse un algodón entre la piel y el clip durante el secado ____

30. Un mechón de pelo designado para ser la base de un ondulado es:
   a) un rizo
   b) una conformación
   c) una cresta
   d) una sección ____

31. Mover con cuidado una sección de pelo para una conformación de rizos fijos se llama:
   a) seccionar
   b) separar
   c) moldear
   d) dirigir ____

32. El mejor tipo de cara para cualquier tipo de peinado es:
   a) la rectangular
   b) en forma de pera
   c) la ovalada
   d) la romboide ____

33. Cubrir el cuello con ondas o rizos suaves es lo adecuado para un cliente con:
   a) mandíbulas anchas
   b) un cuello largo y delgado
   c) un mentón estrecho
   d) un cuello corto y ancho ____

34. Hay que aplicar un spray para pelo después de un peinado para:
   a) mantener el peinado en su lugar
   b) hacer el pelo más fácil de marcar
   c) prevenir el enredo del pelo
   d) hacer el pelo más flexible
   _____

35. Para controlar las puntas del pelo cuando enrolle el pelo en los rulos, usted debe usar:
   a) spray para pelo
   b) puntas de papel
   c) clips para rulos
   d) clips para el pelo
   _____

36. Para formar un cojín o base durante un cardado, el peluquero debe utilizar:
   a) un entresacado
   b) una partición
   c) un peine de cardado
   d) un afinado
   _____

37. Un rizo que se enrolle como en un rulo pero sin usar un rulo es un:
   a) rizo esculpido
   b) rizo de cresta
   c) rizo de tonel
   d) rizo francés
   _____

38. La partición de pelo a la zona posterior de la cabeza con una raya vertical en el centro recibe el nombre de:
   a) trenza francesa
   b) peinado de paje
   c) enjambre
   d) corona alta
   _____

39. El peinado de los cabellos cortos de un mechón hacia el cráneo se conoce como:
   a) deshilachado
   b) enmoñado
   c) deslizamiento
   d) cardado
   _____

40. Una sección de cabello que se ha moldeado siguiendo un diseño para servir como base para una disposición de una onda o rizo es:
   a) una base
   b) un tallo
   c) un conformado
   d) un bouffant
   _____

41. El cepillado de los cabellos cortos de un mechón hacia el cráneo se conoce como:
   a) encaje francés
   b) cardado con peine
   c) cardado con cepillo
   d) cardado
   _____

42. Una conformación dirigida hacia la cara es una conformación:
   a) hacia atrás
   b) horizontal
   c) inversa
   d) hacia adelante
   _____

43. Un rulo que tiene una punta más pequeña que la otra recibe el nombre de rulo:
   a) cónico
   b) cilíndrico
   c) de malla
   d) cóncavo
   _____

44. Los rizos fijos hechos a partir de una conformación sin deshacer su forma se llaman:
   a) rizos franceses
   b) rizos esculpidos
   c) rizos en tensión
   d) rizos sujetos
   _____

45. Un perfil cóncavo está indicado para:
    a) un mentón hundido
    b) una frente baja
    c) una nariz prominente
    d) un mentón prominente _____

46. Un mentón y una frente retirados son típicos de:
    a) un perfil recto
    b) un perfil convexo
    c) un perfil cóncavo
    d) un perfil ovalado _____

47. La conformación perfecta de la cabeza es:
    a) elíptica
    b) rectangular
    c) redonda
    d) ovalada _____

Peinado Térmico

1. Para cabello blanco, aclarado o teñido es recomendable utilizar tenacillas térmicas que estén:
   a) muy calientes
   b) tibias
   c) frías
   d) con vapor caliente ____

2. No deben usarse tenacillas eléctricas vaporizadoras en un cabello planchado porque pueden provocar al cabello:
   a) un retorno a su estado natural
   b) roturas
   c) alisamiento
   d) una decoloración ____

3. Unas tenacillas sobrecalentadas pueden echarse a perder, ya que el metal pierde:
   a) su color
   b) su equilibrio
   c) su temple
   d) su forma ____

4. El uso de tenacillas térmicas en un pelo alisado quimicamente puede provocar:
   a) un retorno a su estado rizado
   b) crecimiento del pelo
   c) decoloración
   d) daños al pelo ____

5. La temperatura requerida para las tenacillas térmicas depende:
   a) del tipo de tenacillas escogidas
   b) de la textura del pelo
   c) de la prisa del cosmetólogo
   d) del tamaño de la estufa ____

6. Los ganchos en las puntas del pelo están provocados por:
   a) las tenacillas que están demasiado calientes
   b) los extremos del pelo sobresalen de las tenacillas
   c) el rizo ha empezado demasiado arriba
   d) el rizo ha empezado demasiado abajo ____

7. Para proporcionar una temperatura regular, las tenacillas térmicas deben estar fabricadas con _____ de la mejor calidad.
   a) plástico
   b) cinc
   c) acero
   d) magnesio ____

8. La temperatura de calentamiento de unas tenacillas térmicas se prueba:
   a) en un mechón de pelo
   b) en un trozo de papel tissú
   c) en un trapo húmedo
   d) en un papel encerado ____

9. El arte de crear rizos con la ayuda de las tenacillas térmicas y un peine recibe el nombre de:
   a) rizado de cola de caballo
   b) rizado en espiral
   c) rizado térmico
   d) rizado en tirabuzón ____

10. El rizo con tenacillas térmicas que proporciona la máxima altura y volumen es el rizo:
    a) fuera de base
    b) con base de volumen
    c) de cuarto de base
    d) de media base ____

11. La persona acreditada como inventora del ondulado térmico fue un:
    a) inglés
    b) húngaro
    c) belga
    d) francés ____

12. Un peine termal puede estar hecho con:
    a) plástico
    b) ebonita
    c) cero
    d) goma suave
    _____

13. Para dar una apariencia de acabado a las puntas del pelo, utilice rizos:
    a) fuera de base
    b) finales
    c) con base de volumen
    d) de base entera
    _____

14. Para asegurar una buena onda o rizo termales, el pelo debe estar:
    a) decolorado
    b) voluminoso
    c) limpio
    d) retornado
    _____

15. El área onduladora de las tenacillas térmicas consiste en dos partes, la varilla y:
    a) el mango de la varilla
    b) la partición croquignole
    c) el mango de la concha
    d) la concha
    _____

16. Los rizos térmicos de volumen se utilizan para dar un peinado final con:
    a) tensión
    b) corte dentado
    c) altura
    d) grueso
    _____

17. En el peinado con pistola secadora, las mejores ondas y rizos se logran con pelo que sea:
    a) ondulado con rebote
    b) ondulado natural
    c) rizado con rulos
    d) ondulado térmico
    _____

18. Un rizado con pistola secadora debe aplicarse con cuidado sobre pelo que haya sido:
    a) ondulado permanente
    b) cepillado
    c) teñido
    d) ondulado con los dedos
    _____

19. La técnica de secar y peinar el pelo húmedo en una sola operación recibe el nombre de peinado:
    a) croquignole
    b) con tenacillas térmicas
    c) termal
    d) con pistola secadora
    _____

20. Un artificio eléctrico diseñado para secar y peinar el pelo en una sola operación es:
    a) el secador térmico
    b) el casco secador
    c) la pistola secadora
    d) el secador de rizos
    _____

21. En un peinado con pistola, ésta debe dirigirse:
    a) hacia el cuero cabelludo
    b) fuera del cuero cabelludo
    c) hacia la cara
    d) sobre el cuero cabelludo
    _____

22. Para asegurar un secado completo del cabello, la pistola secadora se dirige con un movimiento:
    a) de vaivén
    b) de entrada y salida
    c) ascendente
    d) de poner y arrancar
    _____

23. Cuando funciona la pistola secadora, produce una corriente estable de _____ a temperatura controlada.
    a) vapor
    b) aire
    c) agua
    d) vaho
    _____

24. Excesivos peinados por el método de la pistola secadora pueden producir sequedad y:
    a) ondas profundas
    b) puntas partidas
    c) decoloración
    d) ondas sombreadas ____

25. Un secado excesivo con pistola puede producir una pérdida de:
    a) elasticidad
    b) textura
    c) color
    d) densidad ____

26. En un peinado con secador el pelo debe ser _____ completamente antes del peinado.
    a) cepillado
    b) enredado
    c) enfriado
    d) permanentado ____

27. Marcar y secar el pelo utilizando un peine eléctrico y un peine normal recibe el nombre de:
    a) ondulación marcel
    b) ondulación termal
    c) ondulación francesa
    d) ondulación con aire ____

28. En la ondulación con aire el pelo se peina después de haber sido conformado, lavado y:
    a) teñido
    b) ondulado permanente
    c) ondulado termalmente
    d) secado con una toalla ____

29. Para peinar el cabello en una ondulación con aire debe seguirse la misma técnica que en una ondulación:
    a) termal
    b) con secador
    c) química
    d) con los dedos ____

30. Para tener éxito en un peinado con secador, el aire debe dirigirse de la zona del cráneo hacia:
    a) las puntas del pelo
    b) la coronilla
    c) la nuca
    d) la frente ____

Ondulación Permanente

1. Cepillar el pelo vigorosamente antes de una ondulación permanente puede provocar:
   - a) decoloración del cabello
   - b) tirantez del cuero cabelludo
   - c) que el pelo pierda su salud
   - d) irritación del cuero cabelludo ____

2. Antes de efectuar una ondulación permanente, aplicar un champú suave acompañado de:
   - a) manipulaciones ligeras del cuero cabelludo
   - b) manipulaciones de amasado del cuero cabelludo
   - c) manipulaciones vibratorias del cuero cabelludo
   - d) manipulaciones estimulantes del cuero cabelludo ____

3. Antes de empezar una permanente, debe lavarse el cabello con champú, procediendo seguidamente a:
   - a) lubricarlo
   - b) cepillarlo
   - c) secarlo con una toalla
   - d) aclararlo ____

4. Para lograr con éxito un ondulado permanente, el pelo debe estar correctamente:
   - a) teñido
   - b) cortado
   - c) coloreado
   - d) aclarado ____

5. Cuando aplique un ondulado permanente, siga siempre:
   - a) con un champú seco
   - b) con un champú de alquitrán
   - c) con un aclarador rápido
   - d) las instrucciones del fabricante ____

6. Un método de enrollar especialmente adecuado para pelo muy largo es:
   - a) el método de halo doble
   - b) el enrollado a horcajadas
   - c) el método de corona caída
   - d) el método de halo simple ____

7. El método adecuado para enrollar el pelo en un ondulado permanente es:
   - a) situar el pelo en el centro del rulo y enrollarlo estirándolo
   - b) entrelazar el pelo y enrollarlo sin ninguna tensión
   - c) distribuir el pelo regularmente sobre el rulo y estirarlo al enrollarlo
   - d) distribuir el pelo regularmente sobre el rulo y enrollarlo suave y limpiamente ____

8. En una ondulación permanente hay que aplicar un tiempo de procesado más largo que el habitual en un pelo que sea:
   - a) aclarado
   - b) teñido
   - c) poroso
   - d) resistente ____

9. Las lociones especiales para antes del enrollado están diseñadas para:
   - a) igualar la porosidad del cabello
   - b) añadir color al pelo
   - c) ser usadas con clientes que tengan canas
   - d) cerrar la capa de la cutícula ____

10. El ingrediente más activo en las lociones ondulantes equilibradas ácidas es:
    - a) el tioglicolato de amonio
    - b) el glicerilo monotioglicolato
    - c) el hidróxido de sodio
    - d) el peróxido de hidrógeno ____

11. Si en un ondulado permanente la cinta elástica del bigudí está torcida o demasiado apretada, pueden producirse:
    a) rizos encrespados
    b) rizos ensortijados
    c) roturas de cabello
    d) rizos resilientes   ____

12. Para determinar por adelantado cómo reaccionará el pelo del cliente en una ondulación permanente, efectuar:
    a) un tratamiento de acondicionamiento
    b) pruebas de saturación
    c) una formación de bloques
    d) rizos de prueba preliminares   ____

13. Los papeles usados para cubrir las puntas en un ondulado permanente deben ser:
    a) no porosos
    b) a prueba de agua
    c) porosos
    d) neutralizados   ____

14. La loción onduladora utilizada en el pelo tiene una:
    a) acción endurecedora
    b) acción suavizante
    c) acción lubricante
    d) acción atiesadora   ____

15. La loción onduladora se aplica tanto tiempo como sea necesario, según la condición del pelo en su:
    a) color
    b) contenido en melanina
    c) pigmento
    d) textura y porosidad   ____

16. Durante el tiempo de proceso en un ondulado en frío, el cabello tiende a:
    a) contraerse
    b) suavizarse
    c) oscurecer
    d) endurecer   ____

17. Un excesivo afinado de puntas antes de un ondulado permanente puede dar resultado en un pelo que sea:
    a) muy rizado
    b) alisado
    c) rizado hacia adentro
    d) rizado hacia afuera   ____

18. Un tiempo largo de procesado en un ondulado en frío es necesario para un:
    a) pelo teñido
    b) pelo poroso
    c) pelo resistente
    d) pelo aclarado   ____

19. Normalmente se requiere un tiempo corto de proceso en una ondulación en frío, cuando se trabaja con cabello:
    a) aclarado
    b) resistente
    c) tieso
    d) basto   ____

20. El tamaño del rizo o de la onda en un ondulado permanente se controla por:
    a) el tamaño del bigudí
    b) la solución de ondulación en frío
    c) un neutralizador
    d) las puntas de papel utilizadas   ____

21. Un sobreprocesado en el ondulado permanente produce normalmente:
    a) rizos perdidos
    b) rizos elásticos
    c) rizos encrespados
    d) rizos apretados   ____

22. El cabello que absorbe más rápidamente una solución de ondulado en frío, se define mejor como un cabello:
    a) poroso
    b) quebradizo
    c) resistente
    d) tieso
    ____

23. La capacidad del pelo de absorber líquidos es su:
    a) porosidad
    b) textura
    c) elasticidad
    d) densidad
    ____

24. El diámetro individual de un cabello y su grado de grosor o finura es su:
    a) densidad
    b) textura
    c) porosidad
    d) resiliencia
    ____

25. El tiempo de procesado para cualquier ondulado permanente depende de la textura del pelo y de su:
    a) alcalinidad
    b) porosidad
    c) elasticidad
    d) resiliencia
    ____

26. Un ondulado permanente bien logrado se debe a:
    a) un enrollado apretado del cabello
    b) un procesado insuficiente del cabello
    c) una completa saturación del cabello
    d) un sobreprocesado del cabello
    ____

27. Un ondulado permanente combina habilidad manual y un proceso:
    a) de cataforesis
    b) galvánico
    c) químico
    d) anilínico
    ____

28. Detener la acción de una solución de ondulado permanente, fijando los rizos, se obtiene con:
    a) un tinte para pelo
    b) un aclarador de aceite
    c) un 70% de alcohol
    d) un neutralizador
    ____

29. En un ondulado permanente el neutralizador está diseñado para parar la acción de la loción onduladora y para:
    a) relajar el pelo rizado
    b) alisar el pelo rizado
    c) suavizar el pelo rizado
    d) endurecer el pelo rizado
    ____

30. Un buen aclarado es esencial como parte del procedimiento de lavado en la permanente porque ayuda a:
    a) igualar la porosidad
    b) hacer más fuerte el color
    c) bloquear el cabello
    d) hacer más lento el proceso
    ____

31. En un ondulado permanente, un pelo que está demasiado rizado cuando está húmedo y encrespado cuando está seco, indica que:
    a) se procesó insuficientemente
    b) se procesó en exceso
    c) se usó demasiada agua
    d) se usó demasiado aceite
    ____

32. El pelo puede oscurecerse y romperse si se ha aplicado una loción para ondulado permanente a un pelo tratado previamente con:
    a) alheña
    b) un tinte derivado de la anilina
    c) un tinte metálico
    d) un aclarador
    ____

33. Enrollar el pelo con suavidad y sin estirar alrededor de un bigudí en un ondulado permanente, hace que el pelo:
    a) cambie de color durante el proceso
    b) se oscurezca durante el proceso
    c) se expanda durante el proceso
    d) se afine durante el proceso ____

34. Si una loción de ondulado permanente cae accidentalmente sobre la piel, el cosmetólogo debe aplicar:
    a) un tinte derivado de la anilina en la piel
    b) formalina en la piel
    c) un neutralizador en la piel
    d) más loción en la piel ____

35. El uso de puntas de papel poroso ayuda a evitar la posibilidad de:
    a) un sobreproceso
    b) saturación
    c) ganchos
    d) un proceso insuficiente ____

36. Una solución onduladora contiene:
    a) un compuesto cuaternario de amonio
    b) amonio desnaturalizado
    c) tioglicolato de amonio
    d) amonio boratado ____

37. Una solución de ondulado permanente de fuerza muy baja se recomienda para:
    a) pelo fino
    b) pelo teñido
    c) pelo basto
    d) pelo virgen ____

38. El paso más importante antes de aplicar un ondulado permanente es:
    a) aclarar el pelo adecuadamente
    b) un aclarado de color completo
    c) un proceso adecuado
    d) un análisis del pelo y del cuero cabelludo ____

39. En una permanente ondulada, un enrollado correcto permite un/a mejor _____ del cabello.
    a) porosidad
    b) bloqueo
    c) análisis
    d) saturación ____

40. ¿Qué nombre recibe cuando el calor se ha creado químicamente en el producto?
    a) exotérmico
    b) agente reductor
    c) endotérmico
    d) procesado insuficientemente ____

41. Una conformación floja y delicada es el resultado de un/a:
    a) sobreprocesado
    b) bajo procesado
    c) resaturación
    d) prueba de procesado ____

42. El pH de las soluciones de ondulado hechas con tioglicolato de amonio es generalmente:
    a) ácido
    b) alcalino
    c) clorina
    d) oxidina ____

43. Durante el proceso hay que proteger la cara y el cuello del cliente con un/a:
    a) goma
    b) tira de algodón
    c) banda de cuello
    d) punta de papel ____

44. Las soluciones equilibradas en ácido para un ondulado permanente tienen un nivel de pH de:
   a) 8,3 a 9,4
   b) 7,9 a 8,4
   c) 4,5 a 7,9
   d) 7,0 a 7,9

45. En un ondulado permanente balanceado ácido los daños a la piel y al pelo son mínimos porque:
   a) se usa una loción onduladora
   b) se aplica un calor concentrado
   c) no se utilizan alcalinos duros
   d) se utilizan bigudíes

46. Las soluciones con equilibrio ácido para un ondulado permanente se activan con la aplicación de:
   a) un neutralizador
   b) calor
   c) amoníaco
   d) un álcali

47. Cuando una permanente se activa por una fuente externa de calor (normalmente un casco secador convencional) recibe el nombre de:
   a) equilibrado con ácido
   b) agente reductor
   c) exotérmica
   d) endotérmica

48. El procedimiento seguido en un ondulado permanente equilibrado con ácido permite un mayor control y menores posibilidades de:
   a) una permanente lograda
   b) colores más fuertes
   c) control de los rizos
   d) sobreprocesado

49. ¿Qué enlaces del pelo deben romperse para que el proceso de la permanente tenga lugar?
   a) los de disulfuro
   b) los de hidrógeno
   c) los de sal
   d) los de la corteza

50. En un ondulado permanente equilibrado ácido el proceso empieza tan pronto como:
   a) se aplica la loción
   b) se aplica un neutralizador
   c) se satura el cabello
   d) se aplica el calor

51. En un ondulado permanente equilibrado ácido, el calor se aplica para:
   a) controlar el color del pelo
   b) acelerar el proceso
   c) evitar el sobreprocesado
   d) ralentizar el proceso

52. Las lociones equilibradas con ácido y neutrales para ondulación permanente producen:
   a) ondas profundas y apretadas
   b) rayas de color en pelo
   c) ondas suaves y naturales
   d) ondas cortas y perdidas

Coloreado del Cabello

1. El arte y la ciencia de cambiar el color del cabello se llama:
   - a) champú
   - b) acondicionamiento
   - c) coloreado del cabello
   - d) temporal ____

2. Un proceso de coloreado del cabello consiste en:
   - a) acondicionar profundamente
   - b) deslizar
   - c) neutralizar
   - d) añadir pigmento artificial al cabello natural ____

3. Los términos "teñido" y "coloreado" significan:
   - a) la misma cosa
   - b) color bronceado
   - c) opuestos
   - d) raíces negras ____

4. Descoloramiento es otro nombre para:
   - a) rueda de colores
   - b) aclarado del cabello
   - c) acentuación
   - d) acondicionamiento ____

5. El coloreado del cabello es un servicio remunerativo del salón de belleza y significa:
   - a) corte corto de pelo
   - b) servicios rápidos
   - c) clientes ricos
   - d) clientes vuelven a regresar ____

6. El tiempo, la energía, el estudio y la práctica producen:
   - a) dolores de cabeza
   - b) éxito como colorista
   - c) más vacaciones
   - d) ronchas ____

7. Ocultar el cabello gris, tener una apariencia más profesional o seguir una moda o tendencia son todas ellas razones por las cuales los clientes solicitan:
   - a) nuevos estilistas
   - b) acondicionadores
   - c) servicios de coloreado del cabello
   - d) cortes sin capas ____

8. Un cliente típico de coloreado del cabello probablemente será:
   - a) hombre
   - b) mujer joven
   - c) adolescente
   - d) a, b y c ____

9. La categoría de cliente de coloreado del cabello que crece más rápidamente es:
   - a) hombres
   - b) adolescentes
   - c) mujeres de más edad
   - d) madres ____

10. Un producto de coloreado del cabello solamente para profesionales supera a los productos de coloreado del cabello comunes en:
    - a) precio
    - b) colores disponibles
    - c) rendimiento y estabilidad
    - d) errores ____

11. La clave del éxito en el coloreado del cabello es:
    - a) comunicación
    - b) champú
    - c) tintes permanentes
    - d) aclarado ____

12. La principal fuente de información para el estilista es (son) su(s):
    - a) ojos
    - b) gerente
    - c) libros
    - d) asistente ____

13. El tono de color del cliente y el color de sus ojos son dos factores que se tienen en cuenta durante un:
    a) champú
    b) servicio de permanente
    c) corte de pelo
    d) consulta sobre el coloreado del cabello ____

14. Un cosmetólogo descubre las necesidades del cliente:
    a) mediante chismes
    b) escuchando
    c) mediante errores
    d) en muchas visitas ____

15. La apariencia del coloreado del cabello es afectada por:
    a) la luz
    b) tono de la piel
    c) los anteojos
    d) los acondicionadores ____

16. Los cuadros de colores de papel, los muestrarios de colorantes de cabello y las revistas son artículos que se usan durante:
    a) las clases de arte
    b) el desfile de modas
    c) la consulta sobre coloreado
    d) el peinado termal ____

17. Una prueba preliminar que se da en una sección pequeña del cabello para determinar el tiempo de mezcla y revelado es una:
    a) prueba de predisposición
    b) prueba de parche
    c) prueba de la piel
    d) prueba de mechón ____

18. El método generalmente usado para la prueba de mechón es aplicar color a:
    a) curva interior del codo
    b) la parte de atrás de la rodilla
    c) una sección de ½ pulgada en la coronilla
    d) la cabeza entera ____

19. Antes de colorear el cabello con un producto derivado de la anilina, usted debe realizar un(a):
    a) ondulado permanente
    b) prueba de predisposición
    c) encerado de la pierna
    d) corte de pelo ____

20. La prueba de parche y la prueba de la piel son nombres que también se dan a la/el:
    a) prueba de predisposición
    b) prueba de mechón
    c) acondicionamiento de punto o zona
    d) permanente de punto o zona ____

21. La zona generalmente escogida para una prueba de piel es detrás de la oreja o en la curva interior del(la):
    a) rodilla
    b) brazo
    c) muñeca
    d) cuello ____

22. Una prueba de parche o de la piel se deja sin tocar por un período de:
    a) 24 horas
    b) 12 horas
    c) 6 horas
    d) 8 horas ____

23. Si la piel se pone roja, se hincha, arde, escuece o presenta ampollas, éstos son síntomas de:
    a) picaduras de insectos
    b) ropa ajustada
    c) reacción alérgica
    d) mala higiene ____

24. Se dice que una prueba de la piel que resulta en una reacción alérgica es:
    a) negativa
    b) positiva
    c) inclusiva
    d) peligrosa ____

25. Una prueba negativa de la piel significa que el tinte derivado de anilina:
    a) no puede usarse sin riesgo
    b) puede usarse sin riesgo dentro de seis meses
    c) puede usarse inmediatamente sin riesgo
    d) puede usarse sin riesgo dentro de un año ____

26. La consulta y el registro de servicios se escriben en un:
    a) cuaderno amarillo
    b) ficha de registro del cliente
    c) papel rosado
    d) tarjeta azul
    ____

27. Un formulario requerido para ciertos seguros contra demandas por negligencia es el (la):
    a) papeleta de tarjeta de crédito
    b) ficha de registro
    c) declaración de descargo
    d) declaración sobre la renta
    ____

28. Al analizar la condición del cabello, es necesario analizar la textura, porosidad y _____ del cabello.
    a) estilo
    b) color
    c) densidad
    d) elasticidad
    ____

29. Los términos grueso, medio y fino sirven para diferenciar entre grandes, medianos(as) y pequeños(as):
    a) diámetros
    b) cabezas
    c) longitudes
    d) varas
    ____

30. El cabello de la siguiente textura tiene el pigmento agrupado más estrechamente:
    a) grueso
    b) medio
    c) fino
    d) grande
    ____

31. Se puede usar un aclarador más suave en el cabello fino porque es menos:
    a) negro
    b) resistente
    c) anaranjado
    d) azul
    ____

32. Las respuestas promedio a los productos colorantes ocurren con:
    a) cabello de textura media
    b) cabello fino
    c) cabello grueso
    d) cabello negro
    ____

33. El depósito de color es generalmente más claro en el cabello con el siguiente tipo de textura:
    a) media
    b) buena
    c) fina
    d) gruesa
    ____

34. El número de cabellos por pulgada cuadrada en el cuero cabelludo se llama _____ del cabello.
    a) textura
    b) color
    c) densidad
    d) bucle
    ____

35. El cabello largo ha estado expuesto durante más tiempo a:
    a) los elementos
    b) la ropa
    c) los cortes
    d) vegetales
    ____

36. El tallo del cabello más viejo presentará variaciones de:
    a) forma
    b) porosidad
    c) textura
    d) densidad
    ____

37. Cuanto más lisa la forma del cabello, más:
    a) champú hace falta
    b) producto colorante se usa
    c) reflejo de la luz
    d) enredos
    ____

38. Es posible que haga falta un tono más fuerte en:
    a) cabello descolorado
    b) cabello seco
    c) cabello fino
    d) cabello crespo
    ____

39. El nivel de claridad o de oscuridad de un color específico se llama:
   a) textura
   b) nivel
   c) porosidad
   d) forma ___

40. La fuerza de la tonalidad de un color se llama:
   a) intensidad
   b) nivel
   c) porosidad
   d) elasticidad ___

41. Los tonos fríos naturales no presentan:
   a) azul y rojo
   b) blanco y negro
   c) rojo o amarillo
   d) blanco o amarillo ___

42. Los tonos cálidos naturales contienen:
   a) rojo y amarillo
   b) gris
   c) azul y violeta
   d) anaranjado y azul ___

43. El cabello gris tiende a ser más grueso y:
   a) más fino
   b) menos elástico
   c) más suave
   d) más sucio ___

44. El cabello gris es _____ a los servicios químicos químicos que el cabello pigmentado.
   a) más resistente
   b) menos resistente
   c) más suave
   d) más adaptado ___

45. En el cabello gris, la melanina no pigmentada está situada en:
   a) la eumelanina
   b) las puntas
   c) el tallo del pelo
   d) las raíces ___

46. Las medicinas de base de azufre que toma un cliente pueden añadir un tono más cálido a:
   a) colores rubios claros
   b) cabello negro
   c) colores rojos
   d) trigueños ___

47. El color oscuro natural del cabello puede oscurecerse mediante:
   a) zanahoria
   b) jugo de limón
   c) dosis altas de vitaminas
   d) acondicionamiento ___

48. Dos colores situados directamente opuestos el uno al otro en la rueda de colores se llaman colores:
   a) cuaternarios
   b) primarios
   c) terciarios
   d) complementarios ___

49. ¿Qué base de color se usa para neutralizar un tinte verdusco en el cabello de su cliente?
   a) amarillo
   b) azul
   c) rojo
   d) morado ___

50. Los aclarados temporales duran:
   a) de 5 a 6 champúes
   b) 4 semanas
   c) hasta que los quite el champú
   d) hasta que son eliminados ___

51. Generalmente no es necesaria una prueba de parche para:
   a) tintes permanentes para el cabello
   b) tintes de anilina para el cabello
   c) colorantes temporales
   d) tinturas compuestas ___

52. Los tintes formulados para durar entre cuatro a seis champúes se aplican sin:
    a) peróxido
    b) mezcla
    c) agentes colorantes
    d) realce ____

53. El preaclarado del cabello es necesario al usar un(a):
    a) aplicación simple
    b) tonalizador
    c) preablandador
    d) colorante traslúcido ____

54. Los aclarados de colorantes de cabello son coloreados:
    a) permanentes
    b) temporales
    c) semipermanentes
    d) penetrantes ____

55. Una clasificación de colorantes que usa un revelador de bajo volumen es:
    a) temporal
    b) solamente de depósito
    c) permanente
    d) polímero ____

56. Los colorantes solamente de depósito duran:
    a) de 2 a 4 meses
    b) de 4 a 6 días
    c) de 6 a 10 semanas
    d) de 4 a 6 semanas ____

57. La alheña es un ejemplo de:
    a) tinte vegetal
    b) tinte mineral
    c) tintura compuesta
    d) tintura metálica ____

58. La alheña colorea el cabello:
    a) recubriendo la médula
    b) recubriendo el tallo del pelo
    c) penetrando la corteza
    d) mediante ósmosis ____

59. Para comprobar si hay sales metálicas, sumerja un mechón de cabello en una solución de 20 volúmenes de agua oxigenada y 28 por ciento de:
    a) persulfato de potasio
    b) tioglicolato
    c) agua amoniacal
    d) agua destilada ____

60. Una tintura compuesta es una combinación de tinte vegetal con:
    a) tinte restaurador
    b) sal metálica
    c) aclarador de colorante
    d) tinte de champú ____

61. Los tintes que aclaran y depositan color en el tallo del pelo de una sola vez requieren:
    a) una aplicación simple
    b) estabilización
    c) preablandado
    d) tonalizado ____

62. Los tonalizadores se usan para:
    a) tintes de aplicación doble
    b) tintes de aplicación simple
    c) tintes de proceso simple
    d) colores certificados ____

63. En el teñido permanente del cabello, el agua oxigenada se usa como:
    a) acondicionador
    b) revelador
    c) relleno
    d) aclarador de color ____

64. El volumen se refiere a la capacidad del:
    a) pigmento de color
    b) agente aclarador
    c) relleno
    d) agua oxigenada ____

65. Se requiere preaclarado antes de aplicar un:
    a) colorante temporal
    b) colorante de una aplicación
    c) tonalizador
    d) tinte ____

66. Los aclaradores se clasifican como polvo, aceite o:
    a) aclaradores de peróxido
    b) aclaradores de doble potencia
    c) aclaradores de suspensión
    d) aclaradores en crema ____

67. El aclarado del cabello consiste en:
    a) añadir pigmento artificial al color natural del cabello
    b) restaurar el cabello gris a su color original
    c) eliminar pigmento del cabello
    d) añadir pigmento artificial a cabello preaclarado ____

68. Para cambiar el color del cabello a un matiz mucho más claro, primero se debe _____ el cabello.
    a) preablandar
    b) preaclarar
    c) tonalizar
    d) neutralizar ____

69. El preaclarado antes de aplicar un tinte de color sirve para:
    a) eliminar la tintura metálica
    b) ablandar el cabello aclarado
    c) oscurecer el cabello
    d) aumentar la porosidad del cabello ____

70. El cabello blanco o gris requiere algo de aclarado antes de la aplicación de un tonalizador para:
    a) quitar el color
    b) hacerlo suficientemente poroso para recibir el color
    c) prevenir las roturas del cabello
    d) prevenir la irritación del cuero cabelludo ____

71. Una cabeza de cabello virgen:
    a) ha tenido una ondulación permanente
    b) no ha sido aclarada o teñida
    c) ha sido teñida
    d) ha sido aclarada ____

72. Un aclarador de cabello no se debe dar nunca a un cliente si:
    a) el cabello está permanentemente ondulado
    b) el cabello ha sido cortado
    c) el cuero cabelludo tiene abrasiones
    d) el cabello está descolorado por el sol ____

73. ¿A qué distancia del cuero cabelludo debe aplicarse primero el aclarador de cabello para realizar un tratamiento de aclarado virgen?
    a) ⅛ a ¼ de una pulgada
    b) ½ pulgada
    c) 1½ a 2 pulgadas
    d) junto al cuero cabelludo ____

74. La acción del aclarador continúa con tal de que se:
    a) espese
    b) mantenga seco
    c) mantenga húmedo
    d) neutralice ____

75. Cuando se haya alcanzado el matiz deseado, el aclarador debe eliminarse con:
    a) aceite sulfonado
    b) agua fría
    c) agua oxigenada
    d) agua caliente ____

76. Cuando usted esté listo para aplicar el tinte de cabello, el cabello y el cuero cabelludo del cliente deben:
    a) masajearse vigorosamente
    b) reexaminarse en busca de abrasiones
    c) humedecerse con un álcali
    d) recibir un aclarado ultravioleta ____

77. El solapo en el proceso de aclarado resulta en _____ del cabello.
    a) roturas
    b) porosidad
    c) retoque
    d) retención ____

78. Aplicar el tinte a áreas pequeñas que no están igualmente coloreadas para igualar los resultados totales se llama:
    a) aclarado de puntos o zonas
    b) revelado
    c) escarchado
    d) acondicionamiento ____

79. ¿Qué son los tonalizadores?
    a) tintes temporales
    b) tintes permanentes pálidos y delicados
    c) tintes semipermanentes
    d) tinturas metálicas ____

80. En una aplicación de proceso doble, se requiere una prueba de parche para el:
    a) aclarado en crema
    b) tonalizado
    c) agua oxigenada
    d) aclarado "rápido" ____

81. En un retoque de tonalizador, el cabello recién crecido debe ser _____ hasta la misma etapa que la alcanzada en la primera aplicación de tonalizador.
    a) acondicionado
    b) preaclarado
    c) coloreado
    d) rizado ____

82. Toda técnica de aclarado parcial o coloreado parcial se llama:
    a) descolorado
    b) pintado
    c) eliminación de colorante
    d) realce de efectos especiales ____

83. Se crean efectos especiales colocando estratégicamente:
    a) rayas
    b) colores claros y oscuros
    c) peróxido
    d) acondicionador ____

84. La gorra, la hoja y las manos libres son técnicas para:
    a) secar con pistola secadora
    b) acondicionar
    c) realzar
    d) champú ____

85. La parafenilediamina es un ingrediente en las/los:
    a) tinturas compuestas
    b) tintes derivados de anilina
    c) tinturas metálicas
    d) tintes vegetales ____

86. Los tintes derivados de anilina se conocen como:
    a) tintes compuestos
    b) tintes progresivos
    c) tintes restauradores
    d) tintes oxidantes ____

87. Los tintes derivados de anilina:
    a) penetran en el tallo del pelo
    b) endurecen el tallo del pelo
    c) recubren el tallo del pelo
    d) ni a), ni b), ni c) ____

88. Los tintes derivados de la anilina requieren un(a):
    a) botella especial
    b) prueba de predisposición
    c) aclarado caliente
    d) aplicación lenta ____

89. Cuando un tinte derivado de anilina se mezcla con agua oxigenada, causa una reacción química que se conoce como:
    a) preablandado
    b) preaclarado
    c) oxidación
    d) mezcla ____

90. El tinte que sobre:
    a) puede servir para reforzar
    b) puede usarse como aclarador
    c) debe ser desechado
    d) puede ser usado en un plazo de 10 días
    ___

91. Para coloreado permanente, las moléculas de colorante deben penetrar en el/la:
    a) cutícula
    b) folículo
    c) médula
    d) corteza
    ___

92. Un tinte de aplicación simple se prepara mezclando los tintes requeridos con:
    a) agua destilada
    b) agua oxigenada
    c) agua amoniacal
    d) colorante certificado
    ___

93. Cuanto más aclarado tenga un colorante de cabello, menos color puede:
    a) depositar
    b) quitar
    c) corregir
    d) descolorar
    ___

94. El aclarado y el depósito pueden modificarse:
    a) añadiendo tinte
    b) variando el volumen de peróxido
    c) añadiendo lejía
    d) variando las marcas
    ___

95. El tinte para el cabello se mezcla con el revelador en un/una:
    a) botella neutralizadora
    b) cubeta de vidrio o de plástico
    c) cubeta de aluminio
    d) vaso de papel
    ___

96. Antes de aplicar un tinte de proceso simple, se debe dar al cliente un/una:
    a) prechampú
    b) prueba de parche
    c) preablandador
    d) preaclarador
    ___

97. El calor del cuerpo y la queratinización incompleta hacen que el proceso de coloreado sea más rápido en:
    a) las puntas
    b) la mitad del tallo
    c) la parte más interior
    d) el cuero cabelludo
    ___

98. En un retoque, se aplica el tinte de cabello primero a:
    a) las puntas de los cabellos
    b) todo el tallo del pelo
    c) cabello recién crecido
    d) sólo la línea del pelo
    ___

99. Para evitar el solapo en un retoque de tinte, coloree el cabello recién crecido:
    a) a $\frac{1}{16}$ de una pulgada sobre el cabello teñido
    b) hasta el cabello teñido
    c) a $\frac{1}{4}$ de una pulgada sobre el cabello teñido
    d) a $\frac{1}{2}$ pulgada sobre el cabello teñido
    ___

100. Para cambiar el color del cabello de un cliente a un tinte mucho más claro, ¿qué debe hacer el colorista al cabello?
    a) preablandarlo
    b) preaclararlo
    c) tonalizarlo
    d) neutralizarlo
    ___

101. ¿Qué acción preliminar debe realizarse cuando el cabello es gris y resistente?
    a) debe colorearse dos veces
    b) el color debe mezclarse
    c) se debe preablandar
    d) se debe preformar
    ___

102. Preablandar antes de aplicar un tinte de proceso doble para el cabello sirve para:
   a) eliminar la tintura metálica
   b) aumentar la elasticidad
   c) endurecer el cabello aclarado
   d) aumentar la porosidad ____

103. El preablandado también crea tonos amarillos o dorados que faltan de manera que el tinte:
   a) sea rubio pálido
   b) procese de acuerdo con el tonalizador
   c) parezca bronceado
   d) no haga falta ____

104. Preparaciones especiales que igualan la porosidad y el color base de depósito en una aplicación se llaman:
   a) espaciadores
   b) tintes de proceso simple
   c) rellenos
   d) tintes de proceso doble ____

105. Se evita que las zonas porosas del cabello absorban demasiado tinte mediante la aplicación de un:
   a) relleno
   b) preablandador
   c) tonalizador
   d) aclarador de color ____

106. Un color base que se deposita en cabello dañado para que reciba y mantenga el color en forma pareja es un:
   a) relleno de color
   b) aclarador
   c) revelador
   d) oxidante ____

107. Dos tipos de rellenos son los rellenos de color y los:
   a) rellenos en crema
   b) rellenos tonalizadores
   c) rellenos acondicionadores
   d) rellenos para proceso ____

108. Los rellenos acondicionadores y de color se recomiendan para:
   a) cabello virgen
   b) pelucas
   c) cabello dañado
   d) cabello graso ____

109. Un relleno de color correctamente seleccionado reemplaza el _____ en las formulaciones de colorantes.
   a) primario que falta
   b) secundario que falta
   c) complementario
   d) terciario que falta ____

110. Para corregir el color atenuado, primero hay que identificar:
   a) al fabricante
   b) a los productos caseros
   c) la causa de la atenuación
   d) la sobredosis de vitamina ____

111. Los pañuelos, los sombreros, el secado al aire y el agua oxigenada de menos volumen son todos maneras de evitar:
   a) la atenuación
   b) las visitas al salón de belleza
   c) que se vean errores
   d) las quemaduras del sol ____

112. El bronceado excesivo se puede camuflar aplicando:
   a) acondicionador
   b) color complementario
   c) quitabronceado
   d) retoques ____

113. Los quitacolorantes están diseñados para:
   a) eliminar los acondicionadores
   b) corregir la porosidad
   c) dispersar el pigmento
   d) aplicarse con champú ____

114. Después de los quitacolorantes generalmente se aplica(n):
   a) colorantes de aplicación doble
   b) lejía
   c) tonalizadores rubios
   d) permanentes ____

115. Teñir el cabello aclarado hasta su tinte natural se llama:
   a) preaclarado
   b) eliminar el colorante
   c) preablandado
   d) teñir de vuelta ____

116. La mayoría de los servicios de coloreado en los salones de belleza se realizan para:
   a) corregir errores cometidos en el hogar
   b) cubrir o realzar
   c) mantener ocupado al personal
   d) usar los productos que sobren ____

117. El fumar y tomar medicinas pueden hacer que el cabello gris:
   a) se caiga
   b) se vuelva blanco
   c) se vuelva azul
   d) se vuelva amarillento ____

Relajación Química del Pelo y Permanente de Rizado Suave

1. El proceso de alisar un pelo excesivamente rizado con el uso de agentes químicos se conoce como _____ química del pelo.
   a) neutralización
   b) estabilización
   c) relajación
   d) enmechado
   _____

2. La acción de la relajación química del pelo es dejar el pelo:
   a) suave e hinchado
   b) formando nuevos rizos
   c) duro y fijo
   d) encogido
   _____

3. ¿Qué producto químico es necesario añadir a un relajador químico?
   a) gel
   b) tiempo de proceso
   c) loción onduladora
   d) estabilizador
   _____

4. Para determinar el resultado que se espera de un tratamiento relajador químico de pelo, será necesario efectuar la prueba:
   a) del parche
   b) de estabilidad
   c) del rellenado
   d) del mechón
   _____

5. Si el pelo está dañado debido a la aplicación de calor en un prensado, teñido o aclarado, el cosmetólogo debe:
   a) aplicar el relajador y acondicionar seguidamente
   b) no aplicar el relajador hasta que se hayan hecho tratamientos de acondicionamiento
   c) aplicar el relajador y reteñir
   d) reteñir el pelo y aplicar seguidamente el relajador
   _____

6. Un factor que afecta el tiempo de procesado de un relajador químico es:
   a) la edad del cliente
   b) el rellenado del pelo
   c) el color del pelo
   d) la porosidad del pelo
   _____

7. El cuero cabelludo y la piel se protegen contra posibles quemaduras cuando usa un relajador para pelo, aplicando:
   a) jalea de violeta de genciana
   b) un estabilizador
   c) hidróxido de sodio
   d) una base
   _____

8. Después del tratamiento del pelo con un relajador de hidróxido de sodio y antes de la aplicación del champú, debe _____ completamente el pelo.
   a) cepillarse
   b) aclararse
   c) peinarse
   d) acondicionarse
   _____

9. Antes de la aplicación de un relajador químico del tipo tioglicolato, el pelo debe ser:
   a) prensado
   b) cepillado vigorosamente
   c) estabilizado
   d) lavado con champú
   _____

10. La crema relajadora debe aplicarse en el último momento en la zona cerca del cráneo porque el procesado está incrementado en esta zona debido:
    a) al acelerador
    b) al 10% de amoníaco
    c) al calor del cuerpo
    d) al peróxido de hidrógeno
    _____

11. Peinar el pelo embrollado después de una relajación química puede causar:
    a) reversión
    b) rotura del pelo
    c) decoloración
    d) fortalecimiento _____

12. La prueba que determina el grado de elasticidad del cabello se conoce como la prueba:
    a) del dedo
    b) de la cerilla
    c) de elasticidad
    d) del relajador _____

13. El mejor tipo de champú a utilizar después de una relajación química es:
    a) un champú orgánico
    b) un champú en crema
    c) un champú tonificante
    d) un champú de color _____

14. Después de un tratamiento de relajación química, el acondicionador debe aplicarse:
    a) antes de peinar el cabello
    b) después de peinar el cabello
    c) después de que el pelo se haya secado
    d) antes de peinar _____

15. Cuando se analiza el estado del pelo, es necesario evaluar su porosidad, su textura y su:
    a) estilo
    b) matiz
    c) corte
    d) elasticidad _____

16. Los dos métodos más comúnmente utilizados para la relajación química del pelo son el método con tioglicolato y el método:
    a) termal
    b) con hidróxido de sodio
    c) de proceso sencillo
    d) de proceso doble _____

17. Un tratamiento relajador del cabello no debe hacerse cuando un análisis refleja un cuero cabelludo:
    a) relajado
    b) con abrasiones
    c) tirante
    d) flexible _____

18. La porosidad del cabello es su capacidad para:
    a) igualar color
    b) resistir al uso
    c) la elasticidad
    d) absorber la humedad _____

19. La elasticidad del cabello se refiere a su capacidad:
    a) de rechazar la humedad
    b) de recuperar su forma después de un estiramiento
    c) de absorber la humedad
    d) de resistencia al uso _____

20. La textura del pelo se refiere al grado de grosor o de:
    a) finura
    b) absorción
    c) longitud
    d) elasticidad _____

21. Un peinado con fundido químico es una combinación de peinado con _____ químico/a.
    a) un colorante
    b) una permanente
    c) un alisado
    d) un moldeado _____

22. Un fundido químico puede hacerse con tioglicolato o:
    a) con unas tenacillas térmicas
    b) con un neutralizador
    c) con hidróxido de sodio
    d) con un fijador o estabilizador

23. Cuando aplique un fundido químico, una consideración importante es que el pelo no debe ser:
    a) ondulado con aire
    b) relajado en exceso
    c) relajado insuficientemente
    d) elevado
    _____

24. Las grasas naturales removidas por el relajador son reemplazadas por:
    a) un lavado
    b) un estabilizador
    c) un aclarado
    d) un acondicionador
    _____

25. Una permanente de rizado suave es un método de:
    a) ondulado permanente para pelo fino
    b) ondulado permanente para pelo demasiado rizado
    c) relajar permanentemente el cabello
    d) relajar un pelo ondulado permanente
    _____

26. Una permanente de rizado suave no debe aplicarse a un pelo que:
    a) haya sido relajado con hidróxido de sodio
    b) no haya sido relajado quimicamente
    c) haya sido relajado con tioglicolato de amonio
    d) mida más de 15 cm.
    _____

27. El gel o crema de tioglicolato para dar una permanente de rizado suave se aplica en el pelo en orden de:
    a) endurecer el pelo después del procesado
    b) endurecer el pelo antes del procesado
    c) suavizar el pelo para enrollarlo
    d) suavizar el pelo para peinarlo
    _____

28. Para poder prevenir el patrón de rizado, la varilla seleccionada para una permanente de rizado suave debe ser:
    a) al menos dos veces mayor que el rizo natural
    b) un tamaño más pequeño que el rizo natural
    c) igual al rizo natural
    d) al menos dos veces más grande que el rizo deseado
    _____

29. Para conseguir una buena formación de rizo el pelo debe dar _____ a la varilla.
    a) 2½ vueltas
    b) 4 vueltas
    c) 1½ vueltas
    d) 1 vuelta
    _____

30. Cuando aplique una permanente de rizado suave, ponga tioglicolato en todos los rizos hasta que estén completamente saturados y entonces:
    a) resature cada bigudí
    b) aclare el exceso de tioglicolato
    c) cambie el algodón saturado
    d) saque los bigudíes con cuidado
    _____

31. Después de haber neutralizado adecuadamente una permanente de rizado suave, es importante:
    a) sacar los bigudíes con cuidado
    b) aclarar con agua caliente
    c) dejar el cabello en los bigudíes durante el secado
    d) aplicar un presuavizado
    _____

32. Cuando aplique una permanente de rizado suave, el pelo debe ser recortado frecuentemente:
    a) antes del procesado
    b) después del neutralizado
    c) antes del neutralizado
    d) tres semanas después del servicio
    _____

Alisamiento Térmico del Pelo
(Prensado del Pelo)

1. Los peines de prensado con calor se refieren comúnmente a:
   a) un prensado marcel
   b) un prensado a fondo
   c) un prensado croquignole
   d) un prensado suave
   ____

2. La temperatura de un peine de prensado debe ajustarse:
   a) al grado de limpieza del cabello
   b) a la cortedad del cabello
   c) a la textura del cabello
   d) a la longitud del cabello
   ____

3. El mejor momento para un prensado de pelo es:
   a) antes de un champú
   b) después de un champú
   c) antes de un peinado
   d) después de un peinado
   ____

4. En un prensado del pelo, el tipo de pelo menos difícil es:
   a) el rizado o extremadamente rizado
   b) el rizado muy resistente
   c) el que tenga las células de la cutícula compactas
   d) el rizado medio
   ____

5. Cuando se prensa un pelo gris, utilice poca presión y:
   a) más calor
   b) calor moderado
   c) calor intenso
   d) a y c
   ____

6. El pelo que aparece muerto y blando, generalmente carece de:
   a) elasticidad
   b) textura
   c) porosidad
   d) densidad
   ____

7. El tipo de pelo que requiere menos calor y presión es:
   a) el fuerte
   b) el fino
   c) el medio rizado
   d) el rizado
   ____

8. No es recomendable aplicar un prensado de pelo al cliente si tiene:
   a) pelo muy seco
   b) pelo muy graso
   c) erosiones en el cuero cabelludo
   d) caspa
   ____

9. Un doble tratamiento con un peine caliente de prensado se conoce como:
   a) prensado suave
   b) prensado duro
   c) prensado medio
   d) prensado con peine
   ____

10. Un prensado de pelo:
    a) ondula el pelo permanentemente
    b) temporalmente riza el pelo alisado
    c) temporalmente alisa el pelo demasiado rizado
    d) produce ondas anchas al pelo rizado
    ____

11. Un buen tratamiento de prensado de pelo:
    a) mejora la textura del pelo
    b) no es dañoso para el pelo
    c) mejora la condición del pelo
    d) es dañino para el cuero cabelludo
    ____

12. Un prensado se hace con:
    a) tenacillas marcel
    b) un peine de prensado
    c) una loción para ondulado en frío
    d) una loción de ondulado permanente
    ____

13. Si el peine de prensado no está lo suficientemente caliente, el pelo:
    a) se prensará con facilidad   c) se hará más claro
    b) no se prensará   d) se volverá seco   ____

14. El cabello quemado:
    a) puede ser reacondicionado   c) puede volverse graso
    b) no puede ser reacondicionado   d) crece más rápidamente ____

15. Cuando se aplica un prensado a un pelo grueso, hace falta más calor porque:
    a) no contiene médula   c) no tiene cutícula
    b) tiene un diámetro más   d) es de diámetro
       grande   más pequeño   ____

16. Cuando se aplica un prensado a un pelo grueso extremadamente rizado, éste puede soportar:
    a) menos calor que el pelo fino   c) menos presión de aceite
    b) menos presión que el   d) más calor y presión que
       pelo medio   el pelo fino   ____

17. Para evitar roturas al prensar un pelo fino, hace falta:
    a) más calor y presión   c) una loción química fuerte
    b) menos calor y presión   d) ninguna presión de aceite ____

18. El uso excesivo de calor en un pelo gris, teñido o aclarado puede:
    a) hacer que el pelo parezca graso c) decolorar el pelo
    b) ensortijar el pelo   d) añadir humedad al pelo ____

19. Fallos en el secado correcto y un pelo quebradizo antes de un alisado de pelo termal pueden producir:
    a) roturas de pelo   c) relajación del pelo
    b) ondas anchas   d) un ondulado en exceso   ____

20. Para evitar el humo o las quemaduras en un prensado de pelo, use:
    a) más calor   c) menos presión de aceite
    b) presión de aceite precalentada d) más presión de aceite   ____

21. Un prensado duro también se conoce como:
    a) prensado químico   c) prensado térmico
    b) doble prensado con peine   d) prensado con bigudíes   ____

22. Los tratamientos de prensado del pelo entre lavados reciben el nombre de:
    a) retoques   c) tratamientos del cuero cabelludo
    b) tratamientos de   d) pruebas del parche
       reacondicionamiento   ____

23. Cuando aplica un prensado a un cabello teñido o aclarado, utilice una presión suave y:
    a) más calor   c) un calor intenso
    b) un calor moderado   d) ningún calor   ____

24. Los pelos rizados y encrespados tienen cualidades que los hacen:
    a) fáciles de prensar   c) imposibles de prensar
    b) difíciles de prensar   d) normales de prensar   ____

25. El pelo estropeado tiene:
    a) una elasticidad considerable   c) mucha grasa
    b) poca o ninguna elasticidad   d) una médula muy grande   ____

26. Un cuero cabelludo puede calificarse de normal, flexible y:
    a) agrietado   c) poroso
    b) elástico   d) tenso   ____

27. Al examinar el pelo y el cuero cabelludo del cliente, el cosmetólogo
    tiene que buscar:
    a) manchas en el cuero cabelludo   c) lunares detrás de las orejas
    b) pecas en la frente   d) erosiones en el cuero
                                             cabelludo   ____

28. Los peines de prensado deben estar construidos con acero de buena
    calidad o:
    a) cinc   c) plástico
    b) ebonita   d) latón   ____

29. Actualmente, el prensado o alisado de pelo se refectúa con
    _____ del peine.
    a) los dientes   c) la varilla posterior
    b) el mango   d) papel de tornasol   ____

30. El pelo y el cuero cabelludo pueden reacondicionarse con productos
    especiales para el pelo, cepillado de pelo y:
    a) tratamientos de prensado   c) un aclarado de limón
       de pelo
    b) masajes del cuero cabelludo   d) un champú seco   ____

31. Un cuero cabelludo tenso puede volverse más flexible con un
    cepillado de pelo y:
    a) aclarados de agua fría   c) un masaje del cráneo
    b) un prensado suave   d) un champú seco líquido   ____

32. Cuando dé un tratamiento de prensado de pelo, el cosmetólogo
    debe evitar:
    a) calor y presión excesivos   c) el aceite de prensado
    b) secar completamente el pelo   d) un seccionado uniforme
                                             del pelo   ____

33. Tratamientos demasiado frecuentes de prensado de pelo pueden
    provocar:
    a) un exceso de grasa en el pelo   c) una rotura progresiva del pelo
    b) vellosidades   d) hipertricosis   ____

34. El peine de presión se limpia frotando su superficie externa y el
    espacio entre las púas con papel de esmeril, lana de acero fina o
    papel de lija fino, para eliminar:
    a) el pelo   c) la grasa
    b) el carbón   d) el polvo   ____

El Arte del Pelo Artificial

1. Cuando se peina una peluca los rizos de aguja se utilizan en algunas áreas de la cabeza en lugar de rulos para mantener:
   a) desenredadas las fibras
   b) la plenitud de estilo
   c) el estilo cerca de la cabeza
   d) el cabello anudado con tensión ____

2. El pelo humano de las pelucas puede ser coloreado con un aclarado de color que dura:
   a) permanentemente
   b) seis meses
   c) sólo algunos días
   d) de lavado a lavado ____

3. El pelo humano puede distinguirse del pelo sintético con la simple prueba:
   a) del tinte
   b) de la cerilla
   c) de predisposición
   d) del mechón ____

4. Las pelucas con pelo humano pueden ser adecuadamente lavadas con:
   a) un líquido limpiador
   b) un champú con color
   c) un jabón alcalino
   d) hidróxido de sodio ____

5. Si una peluca se usa frecuentemente debe lavarse cada:
   a) 2 a 4 semanas
   b) 8 a 10 semanas
   c) 2 a 3 meses
   d) 4 a 6 meses ____

6. La sequedad y el aspecto apagado de las pelucas se pueden remediar con:
   a) un ondulado permanente
   b) un lavado en seco
   c) un acondicionador
   d) un champú seco ____

7. Una peluca o un postizo hechos con pelo humano no deben nunca:
   a) ser lavadas en seco
   b) aclaradas
   c) aclaradas con color
   d) conformadas ____

8. Una trama larga de pelo con un bucle al final recibe el nombre de:
   a) peluca
   b) media peluca (bandó)
   c) añadido
   d) casquete ____

9. Un casquete se utiliza principalmente para ser mezclado con el propio pelo del cliente para incrementar:
   a) el esquema del color
   b) los efectos especiales
   c) el tiempo de teñido
   d) la cantidad o intensidad del pelo ____

10. Cada vez que una peluca de pelo humano es lavada en seco debe:
    a) ser reparada
    b) ser reacondicionada
    c) ser anudada de nuevo
    d) recibir un conformado ____

11. Para acortar una peluca desde la parte frontal a la nuca, es necesario utilizar:
    a) pliegues horizontales
    b) tramas elásticas
    c) pliegues verticales
    d) tramas horizontales ____

12. Para reducir el ancho de la peluca en su parte posterior (de oreja a oreja), utilizar:
    a) tramas horizontales
    b) tramas elásticas
    c) pliegues verticales
    d) tramas verticales ____

13. El tipo de cabeza artificial recomendable para todos los servicios de una peluca es:
    a) de metal
    b) de porcelana
    c) de lona
    d) de espuma de estireno ____

Manicura y Pedicura

1. Las limas de uña son utilizadas para dar forma:
   a) a los lados de la uña
   b) a la lúnula
   c) al borde libre
   d) a la cutícula ____

2. El tejido restaurador se usa para:
   a) suavizar la cutícula
   b) reparar uñas partidas
   c) remover el esmalte de uñas
   d) esmaltar las uñas ____

3. Antes de utilizar los utensilios de manicura, éstos deben ser:
   a) secados con un papel de seda
   b) secados con una toalla
   c) limpiados e higienizados
   d) sumergidos en agua caliente ____

4. Las uñas quebradizas y las cutículas secas deben tratarse con:
   a) una manicura con aceite
   b) una capa de acabado
   c) una manicura normal
   d) una manicura a máquina ____

5. Los utensilios de manicura higienizados deben guardarse:
   a) en un cajón de la mesa
   b) en un armario abierto
   c) en un armario higienzado
   d) sobre la mesa de manicura ____

6. Los utensilios de manicura deben higienizarse:
   a) una vez al día
   b) después de cada uso
   c) cada semana
   d) un par de veces a la semana ____

7. Una manicura realizada fuera de su área, efectuada simultáneamente con otro servicio que esté recibiendo el cliente, recibe el nombre de manicura:
   a) de cabina
   b) con aceite caliente
   c) normal
   d) artificial ____

8. Cuando realiza una manicura, debe tomar los utensilios necesarios:
   a) de la mesa de manicura
   b) de un higienizador húmedo con alcohol al 70%
   c) del cuenco para uñas
   d) del bolsillo de la manicura ____

9. Para evitar el secamiento de la piel alrededor de las uñas, aplique:
   a) aceite para cutícula
   b) quita esmalte de uñas
   c) alcohol
   d) un antiséptico ____

10. Cuando conforma una uña, ésta debe ser limada:
    a) del borde al centro
    b) transversalmente
    c) del centro al borde
    d) del borde al borde ____

11. El instrumento usado para cortar la cutícula recibe el nombre de:
    a) pulidor de uñas
    b) empujador
    c) tenacillas de cutícula
    d) cepillo ____

12. Un cosmético utilizado para corregir una cutícula seca es:
    a) crema para la cutícula
    b) el blanqueador de uñas
    c) un abrasivo
    d) un solvente ____

13. El método correcto para aplicar el esmalte de uñas desde la base al borde libre es:
    a) usando un esmalte espeso
    b) con pinceladas cortas
    c) hacerlo en tres capas
    d) aplicándolo rápido y poco espeso ____

14. Un cosmético que se aplica sobre el esmalte de uñas y que minimiza su desgaste y agrietamiento es:
    a) una capa base
    b) un acabado
    c) una laca
    d) un abrasivo ____

15. Para eliminar el esmalte viejo de las uñas utilizar:
    a) aceite de oliva
    b) peróxido
    c) quita esmalte
    d) jabón líquido ____

16. Aplicar el esmalte de uñas:
    a) sobre el acabado
    b) sobre la capa base
    c) sobre la capa superior
    d) antes de la capa base ____

17. El conformado ideal de una uña es:
    a) afinado
    b) rectangular
    c) ovalado
    d) redondo ____

18. Para un efecto más natural, la conformación de las uñas debe estar en concordancia con:
    a) las manos
    b) la cutícula
    c) la textura de la piel
    d) las puntas de los dedos ____

19. Las irregularidades de las uñas pueden solucionarse puliendo las uñas con:
    a) piedra pómez
    b) crema
    c) aceite
    d) quita esmalte ____

20. Las uñas artificiales ayudan a:
    a) alargar las uñas
    b) cubrir una infección
    c) que las uñas crezcan más fuertes
    d) prevenir la decoloración de la uña ____

21. Un pulidor de uñas no debe ser usado:
    a) con pulimento en pasta
    b) con pulimento seco
    c) donde no permite la ley
    d) con piedra pómez ____

22. Para hacer que las manos del cliente sean flexibles, aseadas y suaves, cada manicura debe incluir:
    a) un vendado líquido de uñas
    b) una pedicura
    c) un petrissage
    d) un masaje de manos ____

23. En clientes que tengan las uñas agrietadas y quebradizas, o cutículas secas, se recomienda:
    a) una manicura al aceite
    b) uñas artificiales
    c) una manicura de cabina
    d) vendado líquido de uñas ____

24. El cuidado de los pies, piernas y uñas del pie recibe el nombre de:
    a) pedicura
    b) hipertrofia
    c) manicura
    d) paroniquia ____

25. ¿Qué tipo de removedor de esmalte de uñas debe utilizarse sobre uñas artificiales de plástico?
    a) con alcohol
    b) sin alcohol
    c) con acetona
    d) sin acetona
    ____

26. Otro nombre del pie de atleta es:
    a) varicosis
    b) pitiriasis
    c) tiña de los pies
    d) pterigión
    ____

27. Para eliminar manchas en las uñas, utilizar:
    a) quita esmaltes
    b) aceite de cutícula
    c) blanco de uñas
    d) blanqueador de uñas
    ____

28. Un palillo con blanqueador de uñas se pasa por:
    a) encima de la lúnula
    b) encima del borde libre
    c) debajo del borde libre
    d) a los lados de la uña
    ____

29. La crema para manos y las lociones están especialmente recomendadas para:
    a) piel seca, agrietada e irritada
    b) piel grasa
    c) piel curtida
    d) piel pecosa
    ____

30. El agente activo de un blanqueador de uñas suele ser:
    a) agua
    b) jabón
    c) peróxido de hidrógeno
    d) detergente
    ____

31. Para prevenir o corregir uñas quebradizas y cutículas secas, utilice:
    a) blanco de uñas
    b) solvente para cutícula
    c) crema para cutícula
    d) pulimento seco de uñas
    ____

32. Para suavizar y lubricar la piel alrededor de las uñas, aplicar:
    a) piedra pómez
    b) blanqueador de uñas
    c) solvente para cutícula
    d) aceite para la cutícula
    ____

33. La piedra pómez es un polvo que encaja como:
    a) crema para la cutícula
    b) un abrasivo para uñas
    c) una crema de manos
    d) una loción para manos
    ____

34. Los bordes irregulares de la uña pueden suavizarse con:
    a) removedor de cutícula
    b) laca líquida
    c) solvente de uñas
    d) piedra pómez
    ____

35. ¿Qué minimiza el efecto secador del solvente en un quita esmaltes de uñas?
    a) el aceite
    b) la piedra pómez
    c) el blanco de uñas
    d) el blanqueador de uñas
    ____

36. Una capa base generalmente se aplica:
    a) sobre la capa superior
    b) después del esmalte de uñas
    c) antes del esmalte de uñas
    d) sobre el esmalte de uñas
    ____

37. La capa superior, o de acabado, hace que el esmalte de uñas:
    a) se adhiera a la superficie de la uña
    b) sea más resistente al desgaste
    c) tenga una apariencia mate
    d) se pele con facilidad
    ____

38. El jabón es el ingrediente utilizado:
    a) en los blanqueadores de uñas
    b) en el baño de dedos
    c) en el pulimento seco de uñas
    d) en el pulimento líquido de uñas ____

39. Para impedir que las uñas se partan o se escamen, hay que aplicar _____ para uñas.
    a) un solvente
    b) un acabado
    c) un fortalecedor
    d) un abrasivo ____

40. Para suavizar la cutícula, utilizar:
    a) alumbre líquido
    b) un baño de jabón
    c) un acabado
    d) una base ____

41. Las uñas se protegen del desgaste con:
    a) un pulimento líquido
    b) una capa superior
    c) una capa base
    d) alumbre en polvo ____

42. Un adhesivo base para el esmalte de uñas líquido es:
    a) un solvente
    b) un acabado
    c) una capa base
    d) una capa superior ____

La Uña y sus Trastornos

1. Una uña sana es lisa, curvada y sin manchas ni:
   a) bordes irregulares
   b) flexibilidad
   c) firmeza
   d) color

2. Una uña sana presenta un color:
   a) púrpura
   b) rosado
   c) amarillento
   d) azulado

3. Las uñas son apéndices:
   a) del pelo
   b) de las glándulas sebáceas
   c) de las glándulas sudoríparas
   d) de la piel

4. La uña está compuesta por una sustancia llamada:
   a) melanina
   b) hemoglobina
   c) queratina
   d) corpúsculos

5. En un adulto, las uñas crecen aproximadamente:
   a) 0,31 cm. a la semana
   b) 0,31 cm. al mes
   c) 0,15 cm. a la semana
   d) 0,15 cm. al mes

6. Las uñas tienden a crecer más:
   a) en invierno
   b) en la gente mayor
   c) en los niños
   d) en la primavera

7. El cuerpo de la uña empieza en la raíz y se extiende hasta:
   a) la lúnula
   b) la matriz de la uña
   c) el lecho de la uña
   d) el borde libre

8. La raíz de la uña está empotrada en el manto de la uña, situado:
   a) en la parte superior de la uña
   b) en la base de la uña
   c) a un lado de la uña
   d) en la punta de la uña

9. La raíz de la uña empieza en un tejido en activo crecimiento, llamado:
   a) lúnula
   b) matriz
   c) hiponiquio
   d) eponiquio

10. La parte de la uña que se extiende sobre la punta del dedo es:
    a) el borde libre
    b) la matriz
    c) la raíz de la uña
    d) el lecho de la uña

11. La porción de piel sobre la que reposa el cuerpo de la uña recibe el nombre de:
    a) surco de la uña
    b) cutícula
    c) lecho de la uña
    d) borde de la uña

12. Los nervios y los vasos sanguíneos están establecidos:
    a) en el cuerpo de la uña
    b) en el lecho de la uña
    c) en la lúnula
    d) en la queratina

13. Las células de la matriz de la uña:
    a) son inactivas
    b) se reproducen constantemente
    c) crecen sólo de noche
    d) sufren un proceso de ablandamiento

14. La lúnula es la media luna visible en _____ de la uña.
    a) el borde   c) la base
    b) el lado   d) el surco   ____

15. La lúnula de la uña tiene una conformación de:
    a) luna llena   c) cuadrada
    b) media luna   d) círculo lleno   ____

16. La cutícula que sobresale de la lúnula es:
    a) el hiponiquio   c) el manto
    b) el eponiquio   d) el surco   ____

17. La cutícula es la piel que sobresale alrededor:
    a) del dedo   c) del borde libre
    b) del cuerpo de la uña   d) de nada de lo dicho   ____

18. Los nervios y los vasos sanguíneos se encuentran en:
    a) el cuerpo de la uña   c) la matriz
    b) la lúnula   d) el borde libre   ____

19. Si se destruye la matriz, la uña:
    a) volverá a crecer   c) crecerá más
    b) no volverá a crecer   d) crecerá menos   ____

20. La piel que sobresale alrededor de la uña se conoce comúnmente como _____ de la uña.
    a) la matriz   c) el manto
    b) el surco   d) la cutícula   ____

21. La parte de la epidermis que se encuentra bajo el borde libre de la uña recibe el nombre de:
    a) hiponiquio   c) lúnula
    b) eponiquio   d) manto de la uña   ____

22. La extensión de la cutícula en la base de la uña se llama:
    a) hiponiquio   c) lúnula
    b) manto   d) eponiquio   ____

23. El pliegue profundo de piel donde la raíz está empotrada se llama:
    a) manto   c) pared de la uña
    b) surco de la uña   d) lecho de la uña   ____

24. Las paredes de la uña son pequeños pliegues de piel que sobresalen por los lados:
    a) del manto   c) del lecho
    b) de la matriz   d) del cuerpo de la uña   ____

25. Los surcos de la uña son los conductos ranurados:
    a) a los lados de la uña   c) a la raíz de la uña
    b) a la base de la uña   d) al manto de la uña   ____

26. La parte de la cutícula de la piel que rodea el borde de la uña es:
    a) el manto   c) la raíz de la uña
    b) el peroniquio   d) la matriz   ____

27. Los puntos blancos sobre las uñas se conocen como:
    a) onicauxis
    b) onicatrofia
    c) leuconiquia
    d) padrastros
    ____

28. Cuando la cutícula se parte alrededor de la uña, recibe el nombre de:
    a) onicorrexis
    b) onicofagia
    c) padrastro
    d) pterigión
    ____

29. Las uñas azules son generalmente un signo de:
    a) molestias en la muñeca
    b) una dolencia de estómago
    c) circulación defectuosa de la sangre
    d) desorden en los pulmones
    ____

30. Las estrías onduladas de las uñas tienen su origen en:
    a) un limado poco cuidadoso
    b) una cutícula seca
    c) el crecimiento desigual de la uña
    d) morderse las uñas
    ____

31. El nombre común de la tinea es:
    a) panadizo
    b) uñero
    c) tiña de las uñas
    d) uñas quebradizas
    ____

32. Los padrastros pueden tener su origen en la sequedad:
    a) de la lúnula
    b) de la dermis
    c) de la médula
    d) de la cutícula
    ____

33. Las uñas partidas pueden estar provocadas por:
    a) el esmalte de uñas
    b) un limado poco cuidadoso
    c) padrastros
    d) la capa superior
    ____

34. Una enfermedad infecciosa que afecta al tejido circundante de la uña recibe el nombre de:
    a) onicatrofia
    b) paroniquia
    c) oniquia
    d) onicoptosis
    ____

35. Los padrastros se tratan reblandeciendo la cutícula con:
    a) aceite caliente
    b) ácido bórico
    c) un jabón fuerte
    d) un quita esmalte
    ____

36. Los pliegues en las uñas pueden estar provocados por:
    a) una alergia
    b) una dermatitis
    c) una enfermedad
    d) el esmalte de uñas
    ____

37. El crecimiento hacia adelante de la cutícula que se adhiere a la base de la uña se llama:
    a) atrofia
    b) paroniquia
    c) pterigión
    d) onicosis
    ____

38. Un dedo infectado debe ser tratado por:
    a) una manicurista
    b) un peluquero
    c) un médico
    d) un cosmetólogo
    ____

39. La palabra general para parásitos vegetales es:
    a) hongos
    b) puntos
    c) onicauxis
    d) matriz
    ____

40. La infección de hongos causada cuando la humedad es atrapada entre la uña natural no higienizada y los productos artificiales para uñas se llama:
    a) puntos
    b) hongos
    c) moho de las uñas
    d) magulladura _____

41. El moho de las uñas avanzado hace que la uña se vuelva negra y que:
    a) se endurezca
    b) tenga mal olor
    c) se desmenuce
    d) se parta _____

42. Oniquia es una inflamación con una formación de pus que afecta:
    a) el cuerpo de la uña
    b) la matriz de la uña
    c) el borde libre
    d) los lados de la cutícula _____

43. El término médico que indica cualquier enfermedad de la uña es:
    a) onicauxis
    b) pterigión
    c) onicosis
    d) leuconiquia _____

44. Si no se cuidan adecuadamente, los padrastros pueden:
    a) volverse manchados
    b) volverse amarillos
    c) infectarse
    d) volverse congenitales _____

45. Los pliegues pueden estar provocados por células heridas cerca:
    a) del borde libre
    b) de la matriz
    c) de las paredes
    d) de los surcos _____

46. Las uñas de cáscara de huevo están originadas en personas con una enfermedad crónica de origen:
    a) digestivo
    b) nervioso
    c) circulatorio
    d) muscular _____

47. Un crecimiento anormal en demasía de la uña se conoce como:
    a) atrofia
    b) hipertrofia
    c) onicofagia
    d) onicorrexis _____

48. El término médico para uñas partidas es:
    a) onicorrexis
    b) onicofagia
    c) hipertrofia
    d) tatrofia _____

49. El término médico para uñas frágiles es:
    a) leuconiquia
    b) oniquia
    c) onicauxis
    d) onicofagia _____

Teoría del Masaje

1. Effleurage, o lisaje, es un movimiento de masaje aplicado:
   - a) con movimientos de percusión
   - b) de manera empujada
   - c) con ligeros pellizcos
   - d) de manera ligera, lenta y rítmica ____

2. El effleurage se utiliza en masaje por sus:
   - a) efectos estimulantes
   - b) efectos tranquilizantes y relajantes
   - c) efectos vigorizantes
   - d) por sus efectos magnéticos ____

3. ¿Qué tipo de movimiento de masaje es el petrissage?
   - a) de fricción
   - b) de percusión
   - c) de palmadas
   - d) de amasado ____

4. ¿Con qué finalidad se utiliza el petrissage en masaje?
   - a) para efectos calmantes
   - b) para efectos relajantes
   - c) para efectos vigorizantes
   - d) para efectos magnéticos ____

5. La fricción en masaje requiere el uso de:
   - a) movimientos vibratorios
   - b) movimientos de palmoteo
   - c) movimientos de frotación profundos
   - d) movimientos ligeros de golpeteo ____

6. La vibración se usa en masaje por sus efectos:
   - a) magnéticos
   - b) refrescantes
   - c) tranquilizantes
   - d) estimulantes ____

7. Los primeros efectos del masaje se reciben en:
   - a) las membranas mucosas
   - b) el interior de la boca
   - c) la piel
   - d) debajo de los párpados ____

8. El masaje sirve para estimular, mantener el tono muscular y ejercitar:
   - a) el tejido óseo
   - b) las glándulas linfáticas
   - c) el pelo
   - d) los músculos ____

9. ¿Qué sensación producen en los tejidos del cuerpo los movimientos firmes de masaje con amasado?
   - a) un efecto vigorizante
   - b) un efecto refrescante
   - c) un efecto tranquilizante
   - d) un efecto relajante ____

10. ¿Qué tipo de movimiento de masaje es la percusión?
    - a) vibratorio
    - b) refrescante
    - c) de fricción
    - d) de golpeteo ____

11. No debe darse un masaje cuando:
    - a) existen pecas
    - b) el albinismo está presente
    - c) existen abrasiones
    - d) existe tensión ____

12. La alta presión sanguínea, las dolencias cardíacas o los derrames cerebrales son problemas de salud que no permiten:
    - a) reparación de las uñas
    - b) masaje
    - c) moho de las uñas
    - d) esmalte de uñas ____

Tratamientos Faciales

1. La primera crema que debe usarse en un tratamiento facial normal es:
   a) una crema emoliente
   b) una crema de base
   c) una crema limpiadora
   d) una crema blanqueadora ____

2. Al realizar un tratamiento facial, se deben cubrir los ojos del cliente con almohadillas oculares antes de utilizar:
   a) manipulaciones de masaje
   b) loción astringente
   c) una crema de base
   d) rayos infrarrojos ____

3. La punta higienizada de un extractor de comedones se utiliza para extraer:
   a) espinillas
   b) lunares
   c) pecas
   d) marcas de nacimiento ____

4. Después de eliminar los comedones aplique _____ en la piel.
   a) un desodorante
   b) un estíptico
   c) un astringente
   d) un cáustico ____

5. No deben aplicarse polvos ni colorete después de haber recibido:
   a) un facial para piel grasa
   b) un facial para piel seca
   c) un facial para piel normal
   d) un tratamiento para el acné ____

6. La crema de masaje utilizada en una piel seca debe ser:
   a) crema aclaradora
   b) crema lubricante
   c) crema fría (cold cream)
   d) crema abrasiva ____

7. Después de la eliminación de la crema de masaje, la cara debe ser esponjada con:
   a) una loción cáustica
   b) una loción desinfectante
   c) una loción alisadora
   d) una loción astringente ____

8. ¿Qué provoca la corriente galvánica negativa durante un facial hecho a la piel?
   a) cierra los poros
   b) seca la piel
   c) abre los poros
   d) elimina los comedones ____

9. Una mascarilla de aceite caliente se recomienda para:
   a) piel grasa
   b) piel seca
   c) piel de edad madura
   d) blanquear las pecas ____

10. Una piel seca puede ser consecuencia de la baja actividad de:
    a) las glándulas sudoríparas
    b) las glándulas tiroides
    c) las glándulas sebáceas
    d) las glándulas salivares ____

11. Cuando se aplican con destreza, los masajes son beneficiosos para la piel porque:
    a) incrementan la tensión
    b) limpian en profundidad
    c) eliminan los milios
    d) estimulan ____

12. Para una piel seca, evite usar lociones que contengan un gran porcentaje de:
    a) lanolina
    b) hormonas
    c) alcohol
    d) aceite ____

13. Dar un facial representa para su cliente un/a importante:
    a) tensión
    b) relajación
    c) conversación
    d) estimulación _____

14. Unas glándulas sebáceas superactivas producen mucho:
    a) sebo
    b) perspiración
    c) humedad
    d) milios

15. La dirección de la presión en un masaje facial debe ser:
    a) desde el origen del músculo
    b) de la inserción del músculo al origen
    c) de posterior a inferior
    d) de superior a inferior _____

16. Cuando se aplican como un servicio regular, los faciales mejoran el tono de la piel y también mejoran:
    a) su densidad
    b) su textura
    c) su porosidad
    d) sus lunares _____

17. Los estudios muestran que el acné puede ser debido a:
    a) demasiados aclarados
    b) falta de tratamientos faciales
    c) una dieta balanceada
    d) factores hereditarios _____

18. Las espinillas sebáceas están provocadas por una masa de sebo endurecido en los conductos de:
    a) las glándulas tiroides
    b) las glándulas salivares
    c) las glándulas sebáceas
    d) las glándulas sudoríparas _____

19. El milio es un desorden común de la piel que frecuentemente se presenta en una piel con textura:
    a) gruesa
    b) blanda
    c) fina
    d) seca _____

20. Los tratarnientos faciales se dan igual para una corrección de piel que para:
    a) una coloración
    b) una preservación
    c) una endocrinación
    d) una digestión _____

21. El acné es un desorden de:
    a) las glándulas sudoríparas
    b) las glándulas tiroides
    c) las glándulas sebáceas
    d) las glándulas salivares _____

22. Una mascarilla facial de huevo limpia los poros y:
    a) lubrica la piel
    b) elimina las arrugas
    c) elimina las pecas
    d) tensa la piel _____

Maquillaje Facial

1. El maquillaje se aplica a la cara con el objeto de:
   a) corregir una piel grasa
   b) oscurecer el color natural
   c) lubricar la piel
   d) mejorar su apariencia ____

2. Las cremas y las bases líquidas están formuladas para pieles grasas y:
   a) espinillas blancas
   b) espinillas
   c) acné
   d) secas ____

3. El polvo facial debe:
   a) ser más oscuro que la base
   b) ser igual al tono de color de la piel
   c) ser más claro que la base
   d) ser eliminado cuando se usa una base ____

4. El color de mejillas (colorete) debe ser:
   a) menos vivo durante el día que en la noche
   b) tres veces más claro que el color de los labios
   c) más oscuro que el color de los labios
   d) todo lo anterior ____

5. En un maquillaje correctivo, una sombra clara se usa para:
   a) minimizar el área facial
   b) producir un efecto de sombreado
   c) ocultar inflamaciones
   d) enfatizar el área facial ____

6. En un maquillaje correctivo, una sombra oscura se usa para:
   a) enfatizar el área facial
   b) minimizar el área facial
   c) realzar el área facial
   d) ocultar lunares ____

7. El color de la base se prueba mezclándola en _____ del cliente.
   a) la línea de la mandíbula
   b) las pestañas
   c) la frente
   d) la muñeca ____

8. El color de labios (lápiz de labios) debe:
   a) igualar los colores de labios y de uñas
   b) coordinarse con el colorete
   c) ser del mismo color que el vestido
   d) a y c ____

9. El primer objetivo de un maquillaje correctivo es crear una ilusión óptica de:
   a) una cara ovalada
   b) una cara romboide
   c) una cara redonda
   d) una cara en forma de corazón ____

10. En el maquillaje correctivo, usar una sombra más clara que la base:
    a) aminora el tamaño de las facciones
    b) produce un efecto de sombreado
    c) hace que las facciones prominentes queden menos detectables
    d) produce un efecto de realce ____

11. En maquillaje correctivo use una base más oscura que el color original de piel para:
    a) producir un efecto de realce
    b) producir un efecto sombreado
    c) no producir ningún efecto
    d) hacer que las facciones prominentes queden menos detectables ____

12. Para lograr que los ojos parezcan más grandes y las pestañas más llenas, aplicar:
    a) sombra para los ojos
    b) crema para los ojos
    c) delineadores
    d) colorete ____

13. La aplicación de una base de crema ayuda a ocultar:
    a) los ojos
    b) los realces
    c) las arrugas
    d) los aclarados ____

14. Cuando trabaje con las pinzas, tirar en dirección:
    a) contraria a su crecimiento natural del pelo
    b) de su crecimiento natural
    c) hacia la mandíbula
    d) hacia el cuero cabelludo ____

15. Aplicando un algodón caliente sobre las cejas antes del depilado, se obtiene:
    a) hacerlo más doloroso
    b) una suavización y relajación de las cejas
    c) tensar los tejidos
    d) contraer la piel ____

16. Después del depilado se aplica una loción astringente en las cejas para:
    a) relajar la piel
    b) contraer la piel
    c) expander la piel
    d) estimular la piel ____

17. Para quitar pelo perdido encima de las cejas, use:
    a) un depilatorio
    b) una maquinilla eléctrica
    c) unas pinzas
    d) una navaja de seguridad ____

18. Para minimizar los ojos muy separados y hacerlos aparecer más juntos, lo mejor es:
    a) acortar la línea exterior de la ceja en ambos lados
    b) extender la línea de las cejas sobre las esquinas interiores
    c) hacer la línea de cejas más recta
    d) arquear las puntas de las cejas ____

19. Para minimizar los ojos juntos, separar las cejas para:
    a) aumentar la distancia entre los ojos
    b) reducir la distancia entre los ojos
    c) acortar la línea de cejas hasta el final del ojo
    d) extender la línea de cejas más allá de la esquina exterior del ojo ____

20. Para ayudar a evitar infecciones durante el arqueo, aplicar:
    a) un desinfectante
    b) un antiséptico
    c) un desodorante
    d) un polvo ____

21. El proceso de fijar pestañas sintéticas individuales semipermanentes se refiere a la/s:
    a) pestañas en tiras
    b) aplicación de pestañas individuales
    c) pestañas adhesivas
    d) pestañas peinadas
    ____

22. Las pestañas individuales semipermanentes están hechas con:
    a) pelo humano
    b) fibras animales
    c) fibras adheridas
    d) fibras sintéticas
    ____

23. Las pestañas individuales semipermanentes tienen una duración de:
    a) 6 a 8 semanas
    b) 3 a 6 meses
    c) 2 a 3 semanas
    d) 15 a 20 semanas
    ____

24. Las pestañas individuales semipermanentes están fijadas:
    a) en las sienes
    b) en las propias pestañas
    c) en las cejas
    d) en el puente de la nariz
    ____

25. Antes de aplicar pestañas individuales, es recomendable efectuar:
    a) una prueba de color
    b) una prueba de resistencia
    c) una prueba del mechón
    d) una prueba de alergia
    ____

26. Para una apariencia más natural, las pestañas en tiras deben:
    a) ser acortadas
    b) ser muy largas
    c) ser aclaradas
    d) ser separadas con pequeños cortes
    ____

27. Las pestañas postizas no deben permanecer mucho tiempo en los párpados inferiores debido a la abundancia:
    a) de grasas naturales
    b) de transpiración
    c) de respiración
    d) de glándulas salivares
    ____

28. Las pestañas postizas no deben permanecer mucho tiempo en clientes que tengan:
    a) pestañas clareadas
    b) pestañas adheridas
    c) pestañas individuales semipermanentes
    d) párpados aceitosos
    ____

29. Los clientes con claros entre sus pestañas, lógicamente tendrán:
    a) pestañas individuales semipermanentes
    b) pestañas lujuriosas
    c) las pestañas clareadas
    d) pestañas en tiras
    ____

30. En adición a las pestañas individuales semipermanentes, otro tipo de pestañas postizas son las:
    a) pestañas individuales
    b) pestañas de tira
    c) pestañas semipermanentes
    d) pestañas adhesivas
    ____

La Piel y sus Trastornos

1. El mayor órgano del cuerpo humano:
   a) es el corazón
   b) son los pulmones
   c) es la piel
   d) es el estómago ___

2. Una piel sana debe ser:
   a) perfectamente seca
   b) exenta de color
   c) ligeramente húmeda y suave
   d) de color azulado ___

3. Una buena complexión de piel se traduce en una textura fina, uniforme y:
   a) pálida
   b) un color saludable
   c) una condición seca
   d) un color azulado ___

4. La piel más delgada y fina se encuentra en:
   a) las cejas
   b) los párpados
   c) la frente
   d) el dorso de la mano ___

5. La piel es más gruesa en:
   a) las palmas
   b) las mejillas
   c) la frente
   d) la barbilla ___

6. Las dos principales divisiones de la piel son la epidermis y:
   a) el tejido subcutáneo
   b) la dermis
   c) el estrato córneo
   d) la melanina ___

7. La capa exterior protectora de la piel recibe el nombre de:
   a) dermis
   b) tejido adiposo
   c) epidermis
   d) tejido subcutáneo ___

8. No se encuentran vasos sanguíneos en:
   a) la dermis
   b) el cutis
   c) el subcutis
   d) la epidermis ___

9. Las venas, nervios, glándulas sebáceas y sudoríparas de la piel se encuentran en:
   a) la epidermis
   b) la dermis
   c) la cutícula
   d) el bulbo ___

10. El color de la piel es debido a la irrigación sanguínea y a un pigmento de color llamado:
    a) queratina
    b) melanina
    c) grasa
    d) humedad ___

11. La capa de la epidermis que continuamente cae y se regenera es:
    a) el estrato lúcido
    b) el estrato córneo
    c) el estrato granuloso
    d) el estrato mucoso ___

12. El estrato córneo también es conocido como:
    a) capa clara
    b) capa impermeable
    c) capa granular
    d) capa básica ___

13. Si se somete la piel durante un período largo de tiempo a presiones y fricciones, se producirá:
    a) una piel resbaladiza
    b) una piel afinada
    c) una callosidad
    d) una piel escamosa
    ____

14. La epidermis contiene muchos/as:
    a) vasos sanguíneos
    b) terminales de pequeños nervios
    c) tejidos adiposos
    d) tejidos subcutáneos
    ____

15. La queratina (una sustancia proteínica) de la epidermis se origina en el estrato:
    a) mucoso
    b) córneo
    c) lúcido
    d) granuloso
    ____

16. El estrato córneo es la capa exterior:
    a) de la dermis
    b) de la piel verdadera
    c) de la epidermis
    d) del corión
    ____

17. El estrato germinativo es la capa más profunda:
    a) de la dermis
    b) de la epidermis
    c) del tejido subcutáneo
    d) del corión
    ____

18. El crecimiento de la epidermis se origina en el estrato:
    a) lúcido
    b) germinativo
    c) córneo
    d) granuloso
    ____

19. La dermis también es conocida como corión, derma, cutis o:
    a) cutícula
    b) piel verdadera
    c) piel falsa
    d) tejido adiposo
    ____

20. Las capas reticular y papilar se originan en:
    a) la epidermis
    b) la dermis
    c) la cutícula
    d) el tejido adiposo
    ____

21. La capa papilar de la dermis contiene capilares y:
    a) tejido adiposo
    b) papilas
    c) tejido subcutáneo
    d) corpúsculos táctiles
    ____

22. La capa reticular es la parte inferior:
    a) de la epidermis
    b) de la dermis
    c) de la cutícula
    d) del subcutis
    ____

23. El tejido subcutáneo está formado principalmente de:
    a) tejido muscular
    b) células grasas
    c) queratina
    d) pigmento
    ____

24. Las fibras nerviosas sensoriales reaccionan:
    a) a los folículos del pelo
    b) al dolor
    c) al pigmento del pelo
    d) al tacto
    ____

25. La melanina se origina en el estrato germinativo y:
    a) en el estrato córneo
    b) en el tejido adiposo
    c) en la capa papilar
    d) en la capa reticular
    ____

26. La melanina protege la piel de la acción perjudicial de:
   a) las bacterias
   c) los rayos ultravioletas
   b) la presión
   d) la corriente eléctrica _____

27. La elasticidad de la piel se debe a la presencia de un tejido elástico en:
   a) la dermis
   c) el tejido subcutáneo
   b) la epidermis
   d) la cutícula _____

28. Las glándulas sebáceas segregan:
   a) melanina
   c) sebo
   b) saliva
   d) transpiración _____

29. La función del sebo es mantener la piel:
   a) limpia
   c) seca
   b) lubricada
   d) dura _____

30. La piel está lubricada por una sustancia grasa conocida como:
   a) sudor
   c) hormona
   b) sebo
   d) saliva _____

31. Los conductos de las glándulas sebáceas se abren dentro de:
   a) los vasos sanguíneos
   c) los poros sudoríparos
   b) los folículos del pelo
   d) la papila del pelo _____

32. Ninguna glándula sebácea se origina en:
   a) las palmas
   c) la frente
   b) la cara
   d) el cuero cabelludo _____

33. Las glándulas sudoríparas de la piel excretan:
   a) sebo
   c) una sustancia grasa
   b) transpiración
   d) oxígeno _____

34. Las glándulas sudoríparas ayudan a eliminar del cuerpo uno de los ítems siguientes:
   a) oxígeno
   c) grasa
   b) los productos de desecho
   d) sebo _____

35. Las pequeñas aberturas de las glándulas sudoríparas de la piel reciben el nombre de:
   a) folículos
   c) poros
   b) capilares
   d) papilas _____

36. Las glándulas sebáceas y sudoríparas se conocen como glándulas:
   a) sin canales conductores
   c) con canales conductores
   b) endocrinas
   d) sensoriales _____

37. La excreción de transpiración se produce bajo el control del sistema:
   a) muscular
   c) respiratorio
   b) circulatorio
   d) nervioso _____

38. La sangre y las glándulas sudoríparas de la piel regulan el calor del cuerpo manteniéndolo a una temperatura de aproximadamente _____ centígrados.
   a) 28°
   c) 75°
   b) 33°
   d) 37° _____

39. La piel responde al calor, frío y tacto gracias a:
    a) los conductos sanguíneos   c) los conductos linfáticos
    b) los conductos nerviosos   d) glándulas sebáceas
                                       y sudoríparas   ____

40. Las palmas, plantas, frente y sobacos presentan una gran abundan-
    cia de glándulas:
    a) salivares   c) sudoríparas
    b) gástricas   d) adrenales   ____

41. Las terminales de las fibras nerviosas de la capa papilar reciben
    el nombre de:
    a) corpúsculos blancos   c) corpúsculos táctiles
    b) eritrocitos   d) corpúsculos rojos   ____

42. La actividad de las glándulas sudoríparas se ve incrementada por:
    a) el frío   c) el descanso
    b) el calor   d) el sueño   ____

43. De las estructuras de piel siguientes, las más activas en la regulación
    de la temperatura son las glándulas:
    a) del folículo   c) sudoríparas
    b) sebáceas   d) grasas   ____

44. La habilidad de la piel de estirarse y recuperar su forma original
    demuestra su:
    a) tensión   c) sequedad
    b) textura grasa   d) elasticidad   ____

45. El tejido subcutáneo está:
    a) encima de la cutícula   c) debajo de la dermis
    b) encima de la epidermis   d) debajo del tejido adiposo ____

46. Las fibras nerviosas motoras están distribuidas por:
    a) las glándulas sudoríparas   c) la epidermis
    b) las glándulas sebáceas   d) los músculos horripiladores ____

47. El tejido adiposo proporciona a la piel su:
    a) contorno   c) color
    b) elasticidad   d) sensibilidad   ____

48. Las fibras nerviosas secretoras de la piel están distribuidas por:
    a) los vasos sanguíneos   c) las glándulas linfáticas
    b) los vasos ganglionares   d) las glándulas grasas y sebáceas ____

49. Las estructuras que son apéndices de la piel son el pelo, las
    glándulas sudoríparas, las glándulas sebáceas y:
    a) las fibras motoras   c) los vasos sanguíneos
    b) las uñas   d) las fibras sensoriales   ____

50. La piel está nutrida por:
    a) los fluidos acuosos   c) los gases del cuerpo
    b) la sangre y la linfa   d) las soluciones químicas   ____

51. La dermatología tiene que ver con la estructura, funciones y desórdenes:
    a) de las uñas   c) del pelo
    b) de los huesos   d) de la piel   ____

52. La tricología tiene que ver con el estudio de los desórdenes:
    a) de la piel
    b) del pelo
    c) de las uñas
    d) de los huesos _____

53. La patología tiene que ver con el estudio de:
    a) las funciones normales del cuerpo
    b) las estructuras normales del cuerpo
    c) las enfermedades
    d) los cambios normales del cuerpo _____

54. Los síntomas son signos exteriores que revelan:
    a) las funciones normales del cuerpo
    b) las indicaciones de enfermedad
    c) la coordinación del cuerpo
    d) los cambios normales del cuerpo _____

55. Si un cliente tiene una enfermedad de la piel, el cosmetólogo debe:
    a) tratarlo con medicamentos
    b) no darse por enterado
    c) enviarlo a un médico
    d) sugerirle un autotratamiento _____

56. El picor es un ejemplo:
    a) de síntoma subjetivo
    b) de síntoma objetivo
    c) de una lesión primaria de la piel
    d) de una lesión secundaria de la piel _____

57. Una pápula es:
    a) una lesión secundaria de la piel
    b) una lesión primaria de la piel
    c) una lesión terciaria de la piel
    d) un síntoma subjetivo _____

58. El pus suele formarse en:
    a) las vesículas
    b) una cicatriz
    c) las máculas
    d) las pústulas _____

59. Otro nombre de una vesícula es:
    a) cicatriz
    b) abrasión
    c) vejiguilla
    d) costra _____

60. La lesión de la piel basada en los labios o manos agrietadas es:
    a) una fisura
    b) una pápula
    c) una mancha
    d) un tumor _____

61. Después de la curación de una herida, se desarrolla:
    a) una infección
    b) una cicatriz
    c) un carbúnculo
    d) un forúnculo _____

62. Una masa celular anormal se conoce como:
    a) pápula
    b) mácula
    c) tumor
    d) pústula _____

63. Una enfermedad que dura mucho tiempo se describe como:
    a) crónica
    b) aguda
    c) objetiva
    d) subjetiva _____

64. Una enfermedad que dura poco tiempo se describe como:
    a) aguda
    b) crónica
    c) congenital
    d) ocupacional _____

65. Una lesión abierta en la piel que contenga pus se conoce como:
    a) pápula
    b) ampolla
    c) úlcera
    d) fisura _____

66. Una enfermedad que se adquiere por contacto personal se conoce como enfermedad:
   a) no contagiosa
   b) sistémica
   c) contagiosa
   d) deficiente
   _____

67. Una enfermedad que ataca simultáneamente a un gran número de personas que viven en un lugar determinado se conoce como:
   a) enfermedad constitucional
   b) enfermedad sistémica
   c) epidemia
   d) enfermedad no contagiosa
   _____

68. Comedón es el nombre técnico:
   a) de una espinilla blanca
   b) de un barro
   c) de una espinilla
   d) de la piel seca
   _____

69. Milios es el nombre técnico de:
   a) las espinillas blancas
   b) las espinillas
   c) los granos
   d) la piel seca
   _____

70. El acné es un desorden de:
   a) las glándulas sudoríparas
   b) las glándulas sebáceas
   c) las glándulas intestinales
   d) las glándulas estomacales
   _____

71. Acné, o grano común, se conoce como acné simplex o acné:
   a) rosacea
   b) seborrea
   c) vulgaris
   d) esteatoma
   _____

72. Uno de los síntomas de la esteatosis es:
   a) piel grasa
   b) picor
   c) piel seca
   d) piel caliente
   _____

73. En una seborrea, la apariencia de la piel es:
   a) seca y mate
   b) escamosa
   c) grasienta y brillante
   d) manchada de rojo
   _____

74. La presencia del acné en la cara se nota por las/los:
   a) ronchas
   b) granos
   c) espinillas blancas
   d) espinillas
   _____

75. Los comedones y los granos aparecen más frecuentemente:
   a) en los niños
   b) en los adultos
   c) en los jóvenes
   d) en la gente de edad
   _____

76. El esteatoma se distingue por la presencia de un quiste sebáceo sobre:
   a) la cara
   b) los brazos
   c) las piernas
   d) el cuero cabelludo, la nuca y la espalda
   _____

77. Un cabello excesivamente grasiento está provocado por una superactividad:
   a) del horripilante
   b) de las glándulas estomacales
   c) de las glándulas sudoríparas
   d) de las glándulas sebáceas
   _____

78. Un cuero cabelludo graso está generalmente provocado por:
   a) un cepillado insuficiente
   b) lavados demasiado frecuentes
   c) una superactividad de las glándulas sebáceas
   d) aclarados completos
   _____

79. La bromidrosis produce:
   a) carencia de transpiración
   b) transpiración de olor desagradable
   c) excesiva transpiración
   d) transpiración incolora
   _____

80. Una transpiración excesiva es:
    a) una anhidrosis
    b) una osmidrosis
    c) una hiperhidrosis
    d) una bromidrosis ____

81. La anhidrosis produce:
    a) carencia de transpiración
    b) transpiración excesiva
    c) una transpiración de olor desagradable
    d) sarpullido ____

82. La gente sometida a un calor excesivo puede desarrollar un estado conocido como:
    a) anhidrosis
    b) cromidrosis
    c) eremidrosis
    d) hiperhidrosis ____

83. El sarpullido también es conocido como:
    a) fiebre militar
    b) milaria rubra
    c) herpes simplex
    d) esteatoma ____

84. La hiperhidrosis se presenta más frecuentemente en el área de:
    a) los codos
    b) los sobacos
    c) los tobillos
    d) las muñecas ____

85. El término condición inflamatoria de la piel responde a:
    a) alopecia
    b) dermatitis
    c) canosidad
    d) lentiginosis ____

86. Algunos productos químicos usados en cosmética pueden provocar una dermatitis:
    a) simplex
    b) por contacto
    c) seborreica
    d) herpes ____

87. Manchas secas y redondas, cubiertas con unas escamas plateadas y gruesas, indican la presencia de:
    a) psoriasis
    b) eccema
    c) dermatitis por contacto
    d) nevo ____

88. Herpes simplex, o herpe febril, se presenta generalmente en:
    a) el cuero cabelludo
    b) las orejas
    c) los ojos
    d) los labios ____

89. Una congestión inflamatoria crónica de las mejillas y de la nariz y caracterizada por el enrojecimiento y por la dilatación de los vasos sanguíneos, se llama:
    a) milio
    b) esteatosis
    c) seborrea
    d) rosacea ____

90. Eccema es una inflamación de la piel:
    a) de origen conocido
    b) de origen desconocido
    c) sin lesiones
    d) sin sensaciones ____

91. El nombre técnico de herpe febril, que comúnmente aparece en los labios, es:
    a) eccema
    b) herpes simplex
    c) rosacea
    d) pitiriasis ____

92. Las manchas hepáticas son conocidas como:
    a) nevo
    b) leucodermia
    c) cloasma
    d) albinismo
    ____

93. Una marca de nacimiento se conoce como:
    a) albinismo
    b) nevo
    c) leucodermia
    d) cloasma
    ____

94. Zonas blancas anormales en la piel reciben el nombre de:
    a) cloasma
    b) albinismo
    c) leucodermia
    d) nevo
    ____

95. El término común por lentiginosis es:
    a) marcas de nacimiento
    b) pecas
    c) verruga
    d) callosidades
    ____

96. Una presión o fricción continuada en las manos y en los pies provoca la formación de un/a:
    a) nevo
    b) cicatriz
    c) queratoma
    d) verruca
    ____

97. Una verruga recibe el término científico de:
    a) cicatriz
    b) queratoma
    c) verruca
    d) nevo
    ____

98. Queratoma es el nombre técnico de:
    a) un callo
    b) una verruga
    c) un tumor
    d) una marca de nacimiento
    ____

Eliminación del Cabello no Deseado

1. El método usado para la eliminación permanente del cabello es:
   - a) con pinzas electrónicas
   - b) con arco
   - c) la depilación
   - d) la electrología ___

2. Un crecimiento excesivo del pelo se llama:
   - a) papila
   - b) termólisis
   - c) hipertricosis
   - d) tricoptilosis ___

3. Las causas conocidas del pelo superfluo son los desequilibrios hormonales, las drogas y:
   - a) los factores hereditarios
   - b) el contagio
   - c) la alopecia
   - d) la vejez ___

4. La electrología puede darse por el método galvánico o:
   - a) el método del electrodo
   - b) el método de onda corta
   - c) el método del polo positivo
   - d) el método depilatorio ___

5. El método de onda corta de electrólisis utiliza:
   - a) una triple aguja
   - b) una aguja sola
   - c) una doble aguja
   - d) múltiples agujas ___

6. El método de múltiples agujas en electrólisis se conoce como el método:
   - a) de onda corta
   - b) del electrodo
   - c) de coagulación
   - d) galvánico ___

7. El método galvánico descompone _____ del pelo.
   - a) la papila
   - b) el folículo
   - c) la queratina
   - d) la médula ___

8. Un área donde nunca debe hacerse un tratamiento de electrólisis es:
   - a) la barbilla
   - b) la parte interior de la nariz
   - c) la parte alta del brazo
   - d) las piernas ___

9. La necesidad del cosmetólogo de medir los tiempos con un reloj ha quedado eliminada por:
   - a) los controles de intensidad
   - b) los controles del receptáculo
   - c) la inserción en profundidad
   - d) el temporizador automático ___

10. Cuando la necesidad requiera más corriente, incrementar:
    - a) el tiempo
    - b) la inserción
    - c) la intensidad
    - d) la fluorescencia ___

11. El pelo puede ser eliminado temporalmente con:
    - a) diatermia
    - b) depilatorios
    - c) ondas cortas
    - d) corriente galvánica ___

12. El pelo de las axilas se elimina generalmente con:
    - a) diatermia
    - b) depilatorios
    - c) cera caliente
    - d) un afeitado ___

13. El pelo superfluo normalmente se elimina de las cejas y de la barbilla con:
    a) un afeitado
    b) diotergia
    c) pinzas
    d) a y b
    _____

14. La crema, pasta o polvo de los removedores de pelo reciben el nombre de:
    a) emolientes químicos
    b) electrólisis química
    c) diatermia química
    d) depilatorios químicos
    _____

15. Después de una extracción de pelo en una depilación con cera, aplicar una crema emoliente o:
    a) un desinfectante
    b) un desodorante
    c) una loción cáustica
    d) un antiséptico
    _____

16. Antes de aplicar un depilatorio químico, es necesario hacer:
    a) una prueba del pelo
    b) una prueba del mechón
    c) una prueba de la piel
    d) una prueba ácida
    _____

17. La cera fría se elimina del área de tratamiento con:
    a) pinzas
    b) un solvente
    c) una tela de algodón
    d) guantes
    _____

18. Para aquellos clientes que no puedan tolerar la cera caliente, otro método válido para una depilación temporal de pelo superfluo es la:
    a) cera fría
    b) electrólisis
    c) termólisis
    d) diatermia
    _____

19. Un depilatorio con cera se recomienda usualmente para el labio superior, las mejillas y:
    a) la barbilla
    b) las orejas
    c) las manos
    d) los codos
    _____

20. La cera no debe aplicarse nunca encima de las verrugas, lunares y abrasiones porque podría causar:
    a) una alergia
    b) una decoloración
    c) una irritación
    d) un carbúnculo
    _____

21. Es necesario probar la cera calentada antes de aplicarla en la piel, para prevenir:
    a) infecciones
    b) contagios
    c) coagulación
    d) quemaduras
    _____

Células, Anatomía y Fisiología

1. Las células son las unidades básicas de:
   a) la materia muerta
   b) la materia viva
   c) los productos químicos
   d) los cosméticos ____

2. El protoplasma, una sustancia incolora y gelatinosa, compone:
   a) todas las células
   b) los desinfectantes
   c) las cremas faciales
   d) las soluciones químicas ____

3. Los materiales alimenticios necesarios para el crecimiento y autorreparación de la célula se encuentran:
   a) en el núcleo
   b) en la membrana
   c) en el citoplasma
   d) en el centrosoma ____

4. El núcleo de la célula controla:
   a) su crecimiento
   b) la autorreparación
   c) las secreciones
   d) la reproducción ____

5. Cuando las células necesitan ser reemplazadas sucede lo siguiente:
   a) dejan de crecer
   b) se reproducen
   c) gradualmente mueren
   d) se secan ____

6. El metabolismo tiene dos fases, anabolismo y:
   a) mitosis
   b) excreción
   c) amitosis
   d) catabolismo ____

7. Las células del cuerpo crecen y se reproducen durante:
   a) el anabolismo
   b) el catabolismo
   c) la mitosis
   d) la amitosis ____

8. La energía liberada para ser utilizada en la contracción muscular se produce durante:
   a) la mitosis
   b) la amitosis
   c) el anabolismo
   d) el catabolismo ____

9. Los tejidos están compuestos por grupos del mismo tipo de:
   a) bacterias
   b) plantas
   c) minerales
   d) células ____

10. El corazón, pulmones, hígado, riñones e intestinos son _____ del cuerpo humano.
    a) sistemas
    b) tejidos
    c) órganos
    d) secreciones ____

11. Los grupos de órganos que cooperan a un objetivo común, llevando vida al cuerpo, se llaman:
    a) tejidos
    b) sistemas
    c) colonias
    d) glándulas ____

12. ¿Cuántos sistemas hay en el cuerpo humano?
    a) 1
    b) 3
    c) 10
    d) 15 ____

13. El sistema esquelético es muy importante porque:
   a) cubre y conforma el cuerpo
   b) suministra sangre al cuerpo
   c) proporciona un armazón óseo al cuerpo
   d) transporta los mensajes nerviosos ____

14. La estructura más dura del cuerpo es el:
   a) músculo
   b) nervio
   c) hueso
   d) ligamento ____

15. Una de las funciones de los huesos es:
   a) estimular la circulación de la sangre
   b) expandir los músculos
   c) dar forma y soporte al cuerpo
   d) contraer los músculos ____

16. El estudio científico de los huesos, su estructura y funciones, recibe el nombre de:
   a) miología
   b) tecnología
   c) osteología
   d) biología ____

17. La función del cráneo es de conformar la cabeza y proteger:
   a) el periostio
   b) el cerebro
   c) los ligamentos
   d) el esfenoides ____

18. Una función importante de los huesos es:
   a) estimular la circulación de la sangre
   b) proteger los órganos
   c) estimular los músculos
   d) crear calcio ____

19. Los huesos están compuestos por 2/3 de materia mineral y 1/3 de:
   a) materia animal
   b) materia líquida
   c) materia gaseosa
   d) materia química ____

20. Los huesos del cráneo que no están afectados por el masaje son el esfenoides y el:
   a) occipital
   b) etmoides
   c) temporal
   d) frontal ____

21. Los huesos pequeños y frágiles que se encuentran en la parte frontal de la pared interior de las cavidades oculares son:
   a) los huesos nasales
   b) los huesos zigomáticos
   c) los huesos lacrimales
   d) los huesos maxilares ____

22. El hueso mayor y más fuerte de la cara es:
   a) el lacrimal
   b) el maxilar
   c) la mandíbula
   d) el zigomático ____

23. El lugar de unión o de ensamble de dos o más huesos se llama:
   a) ligamento
   b) cartílago
   c) sinovia
   d) articulación ____

24. La calavera está formada por ocho huesos del cráneo y:
   a) 8 huesos de la cara
   b) 10 huesos de la cara
   c) 12 huesos de la cara
   d) 14 huesos de la cara ____

25. La calavera es:
   a) el hueso del brazo
   b) el esqueleto de la cabeza
   c) el nervio facial de la cabeza
   d) el hueso del cuello _____

26. El hueso occipital forma la parte posterior baja:
   a) del cuello
   b) del cráneo
   c) de la mandíbula superior
   d) de la frente _____

27. Los huesos parietales forman los laterales y la parte superior:
   a) de la cara
   b) del cráneo
   c) de las mejillas
   d) del cuello _____

28. El hueso frontal forma:
   a) la mandíbula superior
   b) la mandíbula inferior
   c) la frente
   d) la mejilla _____

29. Los huesos temporales forman:
   a) la frente
   b) la mandíbula inferior
   c) la nuez
   d) los lados de la cabeza _____

30. El hueso etmoideo está situado:
   a) en la sien
   b) a un lado del cráneo
   c) entre las cavidades oculares
   d) en la parte alta del cráneo _____

31. El hueso nasal forma:
   a) la punta de la nariz
   b) la parte posterior de la nariz
   c) el puente de la nariz
   d) las paredes interiores de la nariz _____

32. Los huesos molares o zigomáticos forman:
   a) los huesos externos de la nariz
   b) la boca
   c) las mejillas _____
   d) un hueso en forma de U en el cuello _____

33. Los huesos maxilares forman:
   a) la mandíbula inferior
   b) la mandíbula superior
   c) la cavidad ocular
   d) la frente _____

34. El hueso de la mandíbula conforma:
   a) la mandíbula superior
   b) la mandíbula inferior
   c) la mejilla
   d) la nariz _____

35. Las vértebras cervicales forman la parte superior de la columna vertebral y están situadas en la región:
   a) del cuello
   b) del frente del cuello
   c) del lado del cuello
   d) enfrente de la calavera _____

36. El hueso esfenoides une todos los huesos:
   a) de la nariz
   b) del cráneo
   c) de la oreja
   d) del cuello _____

37. Una de las funciones del sistema muscular es:
   a) irrigar la sangre
   b) nutrir al cuerpo
   c) producir los movimientos del cuerpo
   d) producir tuétano _____

38. Los músculos son:
    a) hojas continuas
    b) grupos de tejidos elásticos
    c) tejidos fibrosos contráctiles
    d) grupos de tejidos
       no elásticos   ____

39. La parte más fija de un músculo recibe el nombre de:
    a) origen del músculo
    b) inserción del músculo
    c) vientre
    d) ligamento   ____

40. La parte móvil de un músculo se llama:
    a) inserción del músculo
    b) origen del músculo
    c) vientre del músculo
    d) aponeurosis   ____

41. La parte del músculo entre el origen y la inserción es:
    a) el tendón
    b) el vientre
    c) la fascia
    d) la aponeurosis   ____

42. Los músculos controlados por la voluntad reciben el nombre de:
    a) involuntarios
    b) voluntarios
    c) cardíacos
    d) no estriados   ____

43. Los músculos que no son controlados por la voluntad
    se llaman:
    a) músculos del esqueleto
    b) músculos voluntarios
    c) músculos involuntarios
    d) músculos estriados   ____

44. El músculo cardíaco es la base:
    a) del estómago
    b) del corazón
    c) de los pulmones
    d) de los intestinos   ____

45. El estudio de la estructura, funciones y enfermedades de los
    músculos es:
    a) el estrato
    b) el mental
    c) la miología
    d) la osteología   ____

46. En un masaje, la presión se dirige habitualmente en los músculos:
    a) de la inserción al origen
    b) del origen a la inserción
    c) del vientre a la inserción
    d) de la unión fija
       a la móvil   ____

47. Para cubrir sus actividades, el sistema muscular es dependiente
    del sistema esquelético y del sistema:
    a) linfático
    b) digestivo
    c) nervioso
    d) circulatorio   ____

48. Los músculos cubren, conforman y soportan el sistema:
    a) esquelético
    b) nervioso
    c) circulatorio
    d) digestivo   ____

49. El músculo epicráneo cubre:
    a) el lado de la cabeza
    b) la parte superior
       del cráneo
    c) la base del cráneo
    d) el malar   ____

50. El orbicular ocular es el músculo que rodea el margen de la:
    a) boca
    b) nariz
    c) cavidad ocular
    d) cabeza
    _____

51. El músculo corrugador se extiende a lo largo:
    a) del lado de la nariz
    b) de la línea de la ceja
    c) del frente de la oreja
    d) del lado de la mejilla
    _____

52. El procero es el músculo:
    a) del ojo
    b) de la nariz
    c) de la oreja
    d) de la boca
    _____

53. La parte frontal y la parte posterior del músculo epicráneo están conectadas por:
    a) el procero
    b) un tendón
    c) el frontal
    d) el mental
    _____

54. El cuadrado del labio superior es el músculo que eleva:
    a) la oreja
    b) el ojo
    c) el labio superior
    d) el labio inferior
    _____

55. El cuadrado del labio inferior es el músculo que deprime:
    a) el labio superior
    b) el labio inferior
    c) las cejas
    d) las pestañas
    _____

56. El orbicular bucal es el músculo que cierra:
    a) los ojos
    b) los labios
    c) las ventanas de la nariz
    d) las orejas
    _____

57. El músculo mental se encuentra en:
    a) el labio superior
    b) los párpados
    c) la mandíbula
    d) el mentón
    _____

58. El músculo que hace rotar el omóplato y que controla los movimientos basculantes del brazo es:
    a) el risorio
    b) el masetero
    c) el trapecio
    d) el platima
    _____

59. El músculo esternocleidomastoideo:
    a) dilata las ventanas de la nariz
    b) cierra los labios
    c) cierra los ojos
    d) hace rotar la cabeza
    _____

60. El epicráneo está compuesto de dos partes, la parte frontal y:
    a) el corrugador
    b) el canino
    c) el risorio
    d) el occipital
    _____

61. El sistema nervioso del cuerpo humano coordina y controla todas sus:
    a) estructuras
    b) funciones
    c) enfermedades
    d) limpieza
    _____

62. El sistema nervioso está compuesto por el cerebro, la médula espinal y:
    a) sus vasos sanguíneos
    b) sus nervios
    c) sus vasos linfáticos
    d) sus glándulas
    _____

63. Una neurona es la unidad estructural primaria:
    a) del sistema esquelético
    b) del sistema nervioso
    c) del sistema muscular
    d) del sistema circulatorio _____

64. Los nervios son cordones largos y blancos compuestos por fibras de:
    a) las células nerviosas
    b) las células musculares
    c) las células óseas
    d) las células de la sangre _____

65. Los nervios sensoriales transportan mensajes:
    a) del cerebro a los músculos
    b) de los órganos sensoriales al cerebro
    c) del cerebro a la médula espinal
    d) del cerebro a los huesos _____

66. Los nervios motores transportan los impulsos:
    a) desde los órganos sensoriales al cerebro
    b) del cerebro a los músculos
    c) de los músculos al cerebro
    d) de la piel al cerebro _____

67. Las principales divisiones del sistema nervioso son el sistema simpático, el periférico y:
    a) el sistema linfático
    b) el sistema glandular
    c) la médula espinal
    d) el sistema cerebroespinal _____

68. El sistema nervioso cerebroespinal controla los músculos:
    a) del estómago
    b) del corazón
    c) involuntarios
    d) voluntarios _____

69. Los nervios distribuidos por todo el cuerpo se originan en el cerebro y en:
    a) los órganos sensoriales
    b) los músculos
    c) la médula espinal
    d) el corazón _____

70. Doce pares de nervios craneales se originan en el cerebro y alcanzan las diferentes partes:
    a) de los brazos y de las manos
    b) de las piernas y de los pies
    c) del abdomen y de la espalda
    d) de la cabeza, cara y cuello _____

71. Treinta y un pares de nervios se extienden a partir:
    a) del cerebro
    b) de la médula espinal
    c) de la cabeza
    d) de la cara _____

72. Las dos divisiones del sistema nervioso autonómico son el sistema simpático y el sistema:
    a) parasimpático
    b) periférico
    c) central
    d) apatético _____

73. Una respuesta automática a un estímulo recibe el nombre de:
    a) nervio mental
    b) reflejo
    c) nervio radial
    d) repetición _____

74. ¿Cuál de las siguientes definiciones NO es una de las tres ramas del quinto par craneal o del nervio trigémino?
    a) mandibular
    b) gran occipital
    c) oftálmico
    d) maxilar _____

75. ¿Qué nervio afecta los músculos del cuello y de la espalda? El
_____ nervio craneal.
a) quinto   c) onceavo
b) séptimo   d) treceavo   ____

76. El trifacial es el mayor de todos los nervios:
a) del brazo   c) del pecho
b) de la cara   d) de la espalda   ____

77. La piel de la frente y de las cejas está surtida por el nervio:
a) supraorbitario   c) supratroclear
b) infraorbitario   d) infratroclear   ____

78. La piel del labio inferior y la del mentón está surtida por el:
a) nervio infraorbitario   c) nervio mentoniano
                                      o mental
b) nervio supraorbitario   d) nervio óptico   ____

79. Las pieles del labio superior y del lado de la nariz están surtidas por
el nervio:
a) infraorbitario   c) óptico
b) supraorbitario   d) auricular   ____

80. El séptimo nervio craneal también se conoce como el:
a) nervio facial   c) nervio trigémino
b) nervio trifacial   d) nervio cervical   ____

81. El séptimo nervio craneal es el nervio motor principal:
a) del brazo   c) de la cara
b) del pecho   d) de los hombros   ____

82. El nervio motor zigomático afecta los músculos de la parte superior:
a) de la boca   c) del mentón
b) de la mejilla   d) de la nariz   ____

83. El nervio temporal afecta los músculos de la frente, sien y:
a) nariz   c) labio inferior
b) labio superior   d) cejas   ____

84. Muchos músculos de la boca están surtidos por el nervio:
a) cervical   c) bucal
b) accesorio   d) temporal   ____

85. El sistema circulatorio comprende el corazón, las arterias, las
venas y:
a) los vasos linfáticos   c) las glándulas linfáticas
b) los vasos lácteos   d) los vasos capilares   ____

86. El corazón es un órgano en forma cónica localizado en:
a) la cavidad del pecho   c) el estómago
b) la cavidad abdominal   d) los vasos   ____

87. El retroflujo de la sangre en las venas está proporcionado por:
a) las válvulas   c) la vesícula
b) los vasos   d) los vehículos   ____

88. Las cámaras altas del corazón reciben el nombre de:
   a) ventrículos
   b) aurículas
   c) válvulas
   d) pericardio _____

89. Las cámaras bajas del corazón reciben el nombre de:
   a) ventrículos
   b) arterias
   c) válvulas
   d) aurículas _____

90. Los vasos que transportan la sangre fuera del corazón reciben el nombre de:
   a) venas
   b) arterias
   c) capilares
   d) linfáticos _____

91. Los vasos que transportan la sangre de regreso al corazón se llaman:
   a) venas
   b) capilares
   c) arterias
   d) lácteos _____

92. Las células del cuerpo reciben los alimentos y eliminan los productos de desecho a través de las paredes de:
   a) las venas
   b) las arterias
   c) los vasos capilares
   d) los vasos lácteos _____

93. La parte fluida de la sangre se llama:
   a) plasma
   b) glóbulos blancos
   c) glóbulos rojos
   d) trombocitos _____

94. Las células sanguíneas que transportan oxígeno por el cuerpo se llaman:
   a) glóbulos blancos
   b) plaquetas
   c) glóbulos rojos
   d) hemoglobina _____

95. Las células sanguíneas que destruyen a las bacterias nocivas se llaman:
   a) plaquetas
   b) glóbulos blancos
   c) glóbulos rojos
   d) trombocitos _____

96. Las partes del cuerpo que no son irrigadas por la sangre están nutridas por:
   a) el sudor
   b) el sebo
   c) los jugos
   d) la linfa _____

97. La arteria carótida común se encuentra situada al lado:
   a) de la cabeza
   b) de la coronilla
   c) del cuello
   d) de la nariz _____

98. La sangre irriga las partes superficiales de la cabeza, cara y cuello a través de:
   a) la arteria interna carótida
   b) la vena yugular interna
   c) la arteria externa carótida
   d) la vena yugular externa _____

99. La región inferior de la cara está irrigada por la arteria:
   a) occipital
   b) facial
   c) posterior
   d) frontal _____

100. La arteria parietal nutre:
   a) la frente
   b) la parte posterior de la cabeza
   c) la coronilla y laterales de la cabeza
   d) las mejillas _____

101. La arteria frontal irriga:
   a) la parte posterior de   c) la frente
      la cabeza
   b) la coronilla   d) el lado de la nariz   ____

102. La arteria supraorbital irriga:
   a) el labio   c) la frente
   b) la nariz   d) la oreja   ____

103. La arteria labial inferior surte:
   a) el labio inferior   c) la nariz
   b) el labio superior   d) las cejas   ____

104. La arteria submentoniana irriga:
   a) el mentón   c) la nariz
   b) el labio superior   d) la oreja   ____

105. La arteria labial superior irriga:
   a) el mentón   c) el labio superior
   b) el labio inferior   d) la parte posterior de
      la oreja   ____

106. La sangre irriga el cerebro, órbitas oculares, párpados y frente a
   través de:
   a) la arteria labial   c) la arteria yugular
   b) la arteria carótida interna   d) la arteria orbitaria   ____

107. La vena yugular externa devuelve al corazón la sangre:
   a) del cerebro   c) de la cara, de la cabeza
      y del cuello
   b) de los hombros   d) del pecho   ____

108. La arteria occipital irriga sangre en:
   a) la parte posterior de la cabeza   c) la frente
   b) la boca y nariz   d) las mejillas   ____

109. La palma de la mano contiene:
   a) 8 huesos carpianos   c) 10 falanges
   b) 5 huesos metacarpianos   d) 6 huesos dorsales   ____

110. El cúbito es un hueso largo:
   a) de la muñeca   c) del alto brazo
   b) de la mano   d) del antebrazo   ____

111. Los huesos de la muñeca reciben el nombre de huesos:
   a) carpiales   c) de los dedos
   b) metacarpianos   d) radiales   ____

112. El hueso más largo y ancho del brazo es:
   a) el cúbito   c) el húmero
   b) el radio   d) la clavícula   ____

113. La función de los músculos extensores es:
   a) enderezar las manos   c) cerrar las manos y dedos
      y dedos
   b) rotar la muñeca   d) separar los dedos   ____

114. La función de los músculos flexores es:
    a) abrir las manos y los dedos
    b) doblar la muñeca y los dedos
    c) girar las manos y los dedos
    d) acercar los dedos
    ____

115. Los dedos de la mano se separan por un movimiento de:
    a) los músculos abductores
    b) los músculos pronadores
    c) los músculos flexores
    d) los músculos extensores
    ____

116. El nervio cubital surte:
    a) el lado del brazo donde se encuentra el dedo pulgar
    b) el lado del brazo donde se encuentra el dedo meñique
    c) el reverso de la mano
    d) el lado superior de los dedos
    ____

117. El nervio radial surte:
    a) el lado del brazo donde se encuentra el dedo meñique
    b) la palma de la mano
    c) el lado del brazo donde se encuentra el pulgar
    d) el dedo índice
    ____

118. Los músculos flexores son necesarios para:
    a) doblar la muñeca
    b) enderezar las muñecas
    c) girar los dedos
    d) enderezar los dedos
    ____

119. Los nervios digitales surten:
    a) la parte alta del brazo
    b) el antebrazo
    c) el anverso de la muñeca
    d) los dedos
    ____

Electricidad y Terapia de Luz

1. Los efectos magnéticos, químicos y caloríficos están producidos por:
   a) un circuito abierto
   b) un corto circuito
   c) un circuito cerrado
   d) la electricidad ____

2. Una sustancia que permite que la corriente eléctrica pase con facilidad es:
   a) un conductor
   b) un no conductor
   c) un aislante
   d) un convertidor ____

3. Una sustancia que resiste el paso de la corriente elécrica es:
   a) un aislante
   b) un conductor
   c) un convertidor
   d) un rectificador ____

4. La goma y la seda son:
   a) conductores
   b) aislantes
   c) electrodos
   d) convertidores ____

5. Un metal, como el alambre de cobre, es _____ de electricidad.
   a) un no conductor
   b) un conductor
   c) un aislante
   d) un convertidor ____

6. En electricidad, los electrodos tienen la misma finalidad que los _____ de electricidad.
   a) convertidores
   b) aislantes
   c) no conductores
   d) conductores ____

7. Una corriente eléctrica constante que fluye en una dirección recibe el nombre de:
   a) corriente alterna
   b) corriente continua
   c) corriente farádica
   d) corriente CA ____

8. Una corriente eléctrica que fluye primero en una dirección y a continuación fluye en dirección opuesta se llama:
   a) corriente continua
   b) corriente Tesla
   c) corriente alterna
   d) corriente galvánica ____

9. Una corriente continua constante usada para producir efectos químicos en los tejidos y los flujos del cuerpo es la corriente:
   a) farádica
   b) sinusoidal
   c) Tesla
   d) galvánica ____

10. Una corriente alterna e interrumpida usada para provocar contracciones musculares es la corriente:
    a) farádica
    b) de alta frecuencia
    c) Tesla
    d) galvánica ____

11. Una unidad eléctrica para medir la presión se refiere a:
    a) un amperio
    b) un voltio
    c) un ohmio
    d) un vatio ____

12. Un amperio es una unidad que mide la _____ eléctrica.
    a) presión
    b) resistencia
    c) tensión
    d) fuerza ____

13. Un ohmio es una unidad que mide la _____ eléctrica.
    a) fuerza
    b) presión
    c) resistencia
    d) tensión
    _____

14. Una 1/1000 parte de un amperio recibe el nombre de:
    a) voltímetro
    b) kilovatio
    c) vatio
    d) miliamperio
    _____

15. Un miliamperímetro mide la cantidad de fluido:
    a) del agua
    b) de una corriente eléctrica
    c) de la luz
    d) del calor
    _____

16. La corriente de alta frecuencia usada comúnmente en un salón es la corriente:
    a) de Arsonval
    b) de Oudin
    c) Tesla
    d) sinusoidal
    _____

17. La corriente Tesla generalmente recibe el nombre de:
    a) rayo ultravioleta
    b) rayos violetas
    c) corriente de baja frecuencia
    d) rayos infrarrojos
    _____

18. Una corriente eléctrica usada para sus efectos productores de calor es la corriente:
    a) galvánica
    b) farádica
    c) de alta frecuencia
    d) sinusoidal
    _____

19. Un electrodo de cristal que emite diminutas chispas violetas opera en una corriente:
    a) galvánica
    b) farádica
    c) sinusoidal
    d) de alta frecuencia
    _____

20. Para un efecto estimulante, el electrodo de alta frecuencia es:
    a) levantado ligeramente de la piel por el cosmetólogo
    b) aguantado por el cliente
    c) puesto en contacto cerrado con la piel
    d) girado muy bajo
    _____

21. El vibrador es una aplicación eléctrica que:
    a) reduce la circulación de la sangre
    b) debilita el área a tratar
    c) estimula el área a tratar
    d) aclara el área a tratar
    _____

22. Los vaporizadores faciales o de cuero cabelludo se utilizan en los salones para:
    a) calor seco a una temperatura constante
    b) calor húmedo a una temperatura constante
    c) calor seco a una temperatura desigual
    d) calor húmedo a una temperatura desigual
    _____

23. El tratamiento que utiliza rayos de luz recibe el nombre de:
    a) terapia de la luz
    b) densidad de la luz
    c) energía de la luz
    d) tiña de la luz
    _____

24. El 80% de la luz solar natural corresponde a los rayos:
    a) ultravioletas
    b) actínicos
    c) visibles
    d) infrarrojos
    _____

25. Los rayos más cortos y menos penetrantes del espectro son los rayos:
    a) infrarrojos
    b) ultravioletas
    c) naranja
    d) rojos ____

26. Los rayos de luz del espectro que producen la mayor parte del calor son los rayos:
    a) ultravioletas
    b) actínicos
    c) azules
    d) infrarrojos ____

27. Antes de aplicar rayos de luz, utilizar almohadillas de algodón saturados con una solución de ácido bórico u olmo escocés para proteger:
    a) las orejas del cliente
    b) la nariz del cliente
    c) los ojos del cliente
    d) la boca del cliente ____

28. La resistencia a las enfermedades puede incrementarse con:
    a) los rayos rojos
    b) los rayos infrarrojos
    c) los rayos blancos de luz
    d) los rayos ultravioletas ____

29. La piel puede broncearse si se expone a:
    a) luz dérmica blanca
    b) luz dérmica roja
    c) rayos infrarrojos
    d) rayos ultravioletas ____

30. Los rayos cortos alcanzan la piel cuando la lámpara ultravioleta está situada a:
    a) 90 cm. del cuerpo
    b) 30 cm. del cuerpo
    c) 75 cm. del cuerpo
    d) 100 cm. del cuerpo ____

31. Tanto el cosmetólogo como el cliente deben protegerse los ojos cuando tengan que exponerlos a:
    a) rayos violetas
    b) rayos ultravioletas
    c) luz dérmica blanca
    d) luz dérmica roja ____

32. Antes de utilizar una lámpara ultravioleta, la piel debe:
    a) protegerse con una capa de aceite de oliva
    b) ser limpiada a fondo
    c) ser desnudada
    d) no ser limpiada ____

33. Un calentamiento intenso de los tejidos es el efecto principal de:
    a) la luz azul
    b) la luz violeta
    c) los rayos ultravioletas
    d) los rayos infrarrojos ____

34. La distancia promedio de la lámpara de infrarrojos a la piel debe ser de:
    a) 12 cm.
    b) 25 cm.
    c) 45 cm.
    d) 76 cm. ____

Química

1. La química orgánica es la rama de la química que trata sobre sustancias que poseen:
   - a) carbono
   - b) hidrógeno
   - c) plomo
   - d) agua
   ____

2. La rama de la química que tiene que ver con los productos conteniendo carbono recibe el nombre de:
   - a) química atómica
   - b) química orgánica
   - c) química inorgánica
   - d) química molecular
   ____

3. La materia es una cosa que:
   - a) flota en el agua
   - b) es resistente al agua
   - c) reacciona con el carbono
   - d) ocupa espacio
   ____

4. Escritorios, sillas y madera tienen una forma definida y por lo tanto son ejemplos de:
   - a) sólidos
   - b) elementos
   - c) gases
   - d) bases
   ____

5. La parte más pequeña de un elemento es:
   - a) el átomo
   - b) la base
   - c) el protón
   - d) el electrón
   ____

6. La forma más simple de materia que no puede ser descompuesta por medios químicos es:
   - a) el elemento
   - b) el compuesto
   - c) la síntesis
   - d) la emulsión
   ____

7. Las sustancias que no pueden reducirse en una sustancia más simple son:
   - a) las bases
   - b) los solutos
   - c) los elementos
   - d) los gases
   ____

8. El hierro, el azufre, el oxígeno, el cinc y la plata son ejemplos de:
   - a) compuestos
   - b) mezclas
   - c) moléculas
   - d) elementos
   ____

9. La formación de cualquier sustancia compuesta por dos o más elementos se conoce como:
   - a) compuesto
   - b) análisis
   - c) síntesis
   - d) hormona
   ____

10. Cuando dos o más elementos se combinan químicamente, forman una nueva sustancia llamada:
    - a) mezcla
    - b) compuesto
    - c) suspensión
    - d) solución
    ____

11. Un producto que contiene hidrógeno y oxígeno y vuelve el papel tornasol rojo en azul es:
    - a) una sal
    - b) un ácido
    - c) una base
    - d) un sólido
    ____

12. Si el hidrógeno de un ácido se sustituye por un metal, el resultado es:
   a) un álcali
   b) alcohol
   c) una sal
   d) un óxido

13. El cloruro de sodio es un ejemplo de:
   a) agua blanda
   b) agua destilada
   c) una sal
   d) un jabón   ____

14. Una sustancia compuesta por elementos combinados físicamente y no químicamente recibe el nombre de:
   a) mezcla
   b) compuesto
   c) síntesis
   d) solvente   ____

15. El cambio de forma de una sustancia sin la formación de una nueva sustancia es:
   a) una mezcla
   b) un cambio químico
   c) un compuesto
   d) un cambio físico   ____

16. El elemento más abundante es:
   a) el oxígeno
   b) el hidrógeno
   c) el nitrógeno
   d) el amoníaco   ____

17. El segundo elemento más importante conocido es:
   a) el peróxido
   b) el oxígeno
   c) el nitrógeno
   d) el hidrógeno   ____

18. El agua pura con un pH de 7 está considerada:
   a) neutral
   b) ácida
   c) alcalina
   d) salada   ____

19. Un jabón líquido con un factor de pH de 10 puede ser considerado como:
   a) ácido
   b) una sal
   c) alcalino
   d) un óxido   ____

20. El agua está compuesta por:
   a) 2 volúmenes de hidrógeno y 1 volumen de oxígeno
   b) 2 volúmenes de hidrógeno y 2 volúmenes de oxígeno
   c) 1 volumen de hidrógeno y 2 volúmenes de oxígeno
   d) 1 volumen de hidrógeno y 1 volumen de oxígeno   ____

21. Eliminar las impurezas del agua por el procedimiento de pasarla a través de una sustancia porosa se conoce como proceso:
   a) de destilación
   b) de neutralización
   c) de filtraje
   d) de oxidación   ____

22. Cuando el hielo funde y se transforma en agua ocurre un cambio:
   a) químico
   b) físico
   c) de gravedad específica
   d) de mezcla   ____

23. La capacidad de una sustancia a resistir raspaduras se refiere a su:
   a) color
   b) dureza
   c) acidez
   d) gravedad específica   ____

24. Encender una cerilla o quemar madera es un ejemplo de:
    a) oxidación lenta   c) retardación
    b) neutralización   d) oxidación rápida   ____

25. Si un producto tiene un pH de 9,5, se trata de un producto:
    a) neutral   c) ácido
    b) balanceado   d) alcalino   ____

26. El pH del cabello es:
    a) 2,5 – 3,5   c) 4,5 – 5,0
    b) 3,5 – 4,5   d) 7,0 – 8,5   ____

27. Los champúes que pueden utilizarse libremente con agua dura y
    blanda son champúes:
    a) de glicerina   c) aniónicos
    b) no homologados   d) al borato de sodio   ____

28. Una sustancia usada para igualar la porosidad antes de la aplicación
    de una loción de ondulado permanente es:
    a) una solución de tioglicolato   c) un rellenador
    b) un álcali   d) un neutralizador   ____

29. Los dos tipos de relajadores químicos de pelo son el relajador de
    tioglicolato y el relajador:
    a) de hidróxido de sodio   c) de amoníaco
    b) de queratina   d) polipéptido   ____

30. Para restaurar los aceites naturales en un cabello seco y dañado,
    debe usar:
    a) acondicionador de pelo   c) un aminoácido
    b) un champú ligero   d) queratina   ____

31. ¿Qué es lo que la coloración temporal del pelo contiene?
    a) colores proteínicos   c) colores de amoníaco
    b) reveladores   d) colores certificados   ____

32. En un tinte de pelo permanente, el peróxido de hidrógeno se usa como:
    a) acondicionador   c) rellenador
    b) revelador   d) relajador   ____

33. Los agentes químicos designados para eliminar el pigmento artificial
    del cabello se llaman:
    a) relajadores   c) reveladores
    b) solventes de colorantes d) rellenadores   ____

34. Una preparación hecha para disolver una sustancia sólida, líquida
    o gaseosa en otra sustancia es:
    a) una suspensión   c) una solución
    b) una pomada   d) un polvo   ____

35. En la elaboración de una solución, el líquido usado para disolver
    una sustancia se llama:
    a) soluto   c) solvente
    b) suspensión   d) emulsión   ____

36. Los solventes que se mezclan fácilmente son:
    a) inmiscibles   c) incompatibles
    b) miscibles   d) volátiles   ____

37. Una mezcla permanente de dos o más sustancias que se unen con la ayuda de un aglutinante (goma) es:
    a) una pomada
    b) una emulsión
    c) una suspensión
    d) una solución   ——

38. Una mezcla semisólida de sustancias orgánicas y un agente medicinal es:
    a) un jabón
    b) óxido de cinc
    c) una pomada
    d) aceite sulfonado   ——

39. El jabón está formado por una combinación química de:
    a) un álcali y una grasa o aceite
    b) un álcali y una sal
    c) un detergente y potasio
    d) una grasa y un alcohol   ——

40. El olmo escocés es una solución que interviene como:
    a) astringente
    b) óxido de cinc
    c) hormona
    d) ácido bórico   ——

41. Los buenos jabones deben contener un mínimo de:
    a) grasas animales
    b) aceites vegetales
    c) álcalis
    d) glicerina y aceite   ——

42. Las mezclas temporales de dos tipos de materias son:
    a) soluciones
    b) emulsiones
    c) suspensiones
    d) mezclas   ——

43. Un agente que neutraliza o destruye los malos olores es:
    a) un emoliente
    b) una hormona
    c) un astringente
    d) un desodorante   ——

44. La finalidad básica de una crema fría es:
    a) eliminar arrugas
    b) limpiar la piel
    c) fortalecer los músculos faciales
    d) reducir las células grasas   ——

45. Un alcalino provoca en el cabello:
    a) dureza y encogimiento
    b) ablandamiento y expansión
    c) disminución de porosidad
    d) aumento de densidad   ——

46. Si un producto tiene un pH de 2,0, se trata de un producto:
    a) neutral
    b) balanceado
    c) ácido
    d) alcalino   ——

47. Una crema usada para lubricar la piel durante el masaje es una crema:
    a) de hormonas
    b) desvanecedora
    c) de masaje
    d) limpiadora   ——

48. Un buen polvo de cara debe contener:
    a) talco
    b) albayalde puro
    c) polvo de alumbre
    d) almidón   ——

49. Se recomienda usar crema en una piel que sea:
    a) escamosa
    b) aceitosa
    c) seca
    d) tostada   ——

La Gestión del Salón de Belleza

1. Al planear la apertura de un salón de belleza, debe tomar especial esmero en la selección de:
   a) un programa de amortización
   b) los estudiantes
   c) una buena ubicación
   d) la publicidad
   ____

2. Una buena ubicación para un salón de belleza es cerca de:
   a) un supermercado
   b) una tienda de máquinas
   c) una bolera
   d) una taberna
   ____

3. El propietario de un salón debe protegerse contra los incrementos inesperados de renta, negociando:
   a) una póliza de seguros
   b) un certificado de compensación
   c) una hipoteca
   d) un contrato de alquiler
   ____

4. Los alquileres y renovaciones de locales están legislados por las/los:
   a) leyes federales
   b) reglamentos locales
   c) leyes estatales
   d) regulaciones interestatales
   ____

5. Las leyes estatales usualmente cubren los impuestos de ventas, licencias y:
   a) impuestos sobre consumos
   b) compensación a los trabajadores
   c) seguridad social
   d) regulación sobre drogas puras
   ____

6. Además de los impuestos sobre ingresos, cosméticos y de lujo, las leyes federales cubren:
   a) la seguridad social
   b) los impuestos de radicación
   c) los impuestos sobre ventas
   d) los despidos
   ____

7. Los propietarios de salones contratan pólizas de seguros para protegerse contra demandas por:
   a) enfermedades fingidas
   b) sobrecarga
   c) negligencia
   d) despido
   ____

8. Una buena planificación del salón es esencial para conseguir economía y el máximo de:
   a) estacionamiento
   b) transporte público
   c) alquiler
   d) eficiencia
   ____

9. En un salón de belleza bien organizado, el flujo de clientes se dirige a través:
   a) del área de recepción
   b) del área de lavado
   c) del dispensario
   d) del área de empolvar
   ____

10. Una de las mejores ayudas promocionales de un salón es tener una atractiva, llamativa y cómoda:
    a) área de dispensario
    b) oficina
    c) área de recepción
    d) área de lavado
    ____

11. Para un servicio satisfactorio, es esencial que el salón tenga una buena fontanería y suficiente:
    a) espacio de oficinas
    b) iluminación
    c) y fácil estacionamiento
    d) transporte
    ____

12. La mejor publicidad es:
    a) un letrero neón
    b) un cliente satisfecho
    c) un anuncio en la prensa
    d) un escaparate ____

13. Todas las actividades que promueven favorablemente el salón están incluidas en la denominación general de:
    a) servicio público
    b) regulación de negocios
    c) publicidad
    d) planificación ____

14. Un contacto más próximo con el cliente potencial puede ser obtenido con:
    a) publicidad en la prensa
    b) publicidad por radio
    c) publicidad en televisión
    d) publicidad por correo ____

15. Dos salones pueden estar ubicados uno cerca de otro si tienen:
    a) un tipo distinto de clientes
    b) el mismo tipo de clientes
    c) una conducta no ética
    d) similitud el uno con el otro ____

16. La seguridad social está cubierta por las leyes:
    a) locales
    b) estatales
    c) federales
    d) de impuestos sobre la renta ____

17. La buena marcha de las operaciones de un salón es normalmente el resultado:
    a) de una gestión eficiente
    b) de capital insuficiente
    c) de negligencia en el negocio
    d) de controles descuidados ____

18. El gasto más importante en la gestión de un salón de belleza es:
    a) la renta
    b) los salarios
    c) los productos
    d) la publicidad ____

19. Las mayores partidas de gastos de un salón son los salarios, la renta, la publicidad y:
    a) los proveedores
    b) el lavado de ropa
    c) la electricidad
    d) el teléfono ____

20. Los servicios de un salón de belleza están considerados en el libro de citas en términos de:
    a) dificultad
    b) color
    c) tiempo
    d) estilo ____

21. Las licencias individuales y del salón están cubiertas por las leyes:
    a) federales
    b) de impuestos sobre la renta
    c) locales
    d) del Estado ____

22. Una parte muy importante de las actividades de un salón se resuelve:
    a) por correo
    b) por teléfono
    c) por mensajero
    d) por reuniones de trabajo ____

23. Buenos hábitos y técnicas telefónicas ayudan a incrementar la _____ del salón.
    a) reputación
    b) apariencia
    c) ubicación
    d) chismografía ____

24. El uso más importante del teléfono en un salón es para:
    a) concertar citas
    b) conservar la chismografía del local
    c) hacer llamadas personales
    d) hacer felices a los empleados
    ____

25. Un salón de belleza puede ser promovido con efectividad a través del teléfono, a condición que:
    a) malgaste tiempo
    b) haya negligencia en la gestión
    c) exista una buena planificación
    d) haya capital suficiente
    ____

26. Asignar una persona bien preparada para atender las llamadas telefónicas es:
    a) malgastar talento
    b) una gestión mediocre
    c) inexperiencia en los negocios
    d) buena planificación
    ____

27. Un área muy importante en una buena planificación es tener el teléfono en el _____ adecuado.
    a) color
    b) lugar
    c) estilo
    d) textura
    ____

28. Los alquileres y renovaciones de locales están legislados por las leyes:
    a) locales
    b) estatales
    c) de impuestos
    d) federales
    ____

29. Una buena técnica telefónica en un salón requiere que la recepcionista esté siempre:
    a) a la defensiva
    b) llena de tacto
    c) apologética
    d) abrupta
    ____

30. Cuando llaman a un salón de belleza, los clientes aprecian que la recepcionista sea:
    a) abrupta
    b) indiferente
    c) impaciente
    d) cortés
    ____

31. Poseer una voz agradable, hablar claramente, utilizar un lenguaje correcto e incluir «una sonrisa» en la voz son requisitos para obtener una buena _____ telefónica.
    a) personalidad
    b) postura
    c) transformación
    d) instrumentalización
    ____

32. Para proyectar una buena impresión por teléfono:
    a) hable muy rápido
    b) use un lenguaje adecuado
    c) hable de manera vacilante
    d) hable muy despacio
    ____

33. Para tener una conversación telefónica correcta, su pronunciación debe ser:
    a) entrecortada
    b) musical
    c) susurrada
    d) precisa
    ____

34. Una responsabilidad muy importante en el funcionamiento de un salón es el manejo de:
    a) los mensajeros
    b) la conducta social
    c) las citas
    d) las llamadas personales
    ____

35. Un lugar apropiado de reserva de citas permite que el salón opere con:
    a) eficiencia
    b) inconveniencia
    c) irresponsabilidad
    d) sociabilidad ____

36. Una dificultad especial pero al mismo tiempo una finalidad importante del teléfono es:
    a) solucionar las quejas
    b) contestar llamadas personales
    c) concertar citas sociales
    d) descorazonar a los clientes ____

37. Cuando reciba quejas de un cliente por teléfono es muy importante el control de sí mismo, la cortesía y:
    a) la arrogancia
    b) la diplomacia
    c) las interrupciones
    d) la impaciencia ____

38. Cuando resuelva una queja de un cliente por teléfono, es importante evitar:
    a) ser simpático
    b) prometer servicios gratis
    c) interrumpirle
    d) disculparse ____

39. El uso adecuado del teléfono es una ayuda importante y válida para ayudar a:
    a) incrementar el negocio
    b) reducir el servicio
    c) evitar a los acreedores
    d) desacreditar a sus competidores ____

40. Para lograr una venta conveniente y productiva, el cosmetólogo debe:
    a) tener confianza en sí mismo
    b) ser impaciente
    c) ser despótico
    d) ser obsequioso ____

41. El primer escalón para obtener un buen éxito de ventas en un salón de belleza es:
    a) romper una resistencia débil
    b) menospreciar a la competencia
    c) venderse a sí mismo
    d) ser agresivo ____

42. El factor personal que más contribuye a que los clientes regresen al salón es la _____ del cosmetólogo.
    a) agresividad
    b) familiaridad
    c) chismografía
    d) personalidad ____

43. Un salón que sea propiedad de accionistas y que necesita una escritura de constitución es conocido como:
    a) una corporación
    b) una propiedad individual
    c) una sociedad
    d) una propiedad conjunta ____

44. Antes de que la gente compre servicios o productos de belleza es necesario:
    a) aturdirla
    b) motivarla
    c) presionarla
    d) defraudarla ____

45. La base de un buen vendedor es:
    a) la sinceridad
    b) la agresividad
    c) la asertividad
    d) la determinación ____

46. Si un salón se vende, el contrato de compra debe contener todos los ítems siguientes, EXCEPTO:
    a) un contrato de compra y venta por escrito
    b) un inventario
    c) una garantía de beneficios a futuro
    d) la identidad del propietario   ____

47. El tipo de salón de un solo dueño donde una sola persona dirige el salon es una:
    a) sociedad
    b) propiedad individual
    c) corporación
    d) sociedad conjunta   ____

48. ¿Oué porcentaje de los ingresos del salón corresponde a salarios y comisiones?
    a) el 25%
    b) el 30%
    c) el 50%
    d) el 80%   ____

49. Un contrato de alquiler es un documento entre el dueño del salón y:
    a) la ciudad
    b) el propietario del inmueble
    c) el Estado
    d) los empleados del salón   ____

50. Para qué las técnicas de ventas sean un éxito, el lenguaje usado debe ser:
    a) neutral
    b) negativo
    c) positivo
    d) plácido   ____

51. El lenguaje usado al presentar un servicio de belleza debe ser:
    a) simple y sugestivo
    b) complejo y florido
    c) fláccido y desganado
    d) engolado   ____

52. No importa lo bueno que un servicio de belleza pueda ser, ya que tendrá dificultades de venta a menos que haya:
    a) una campaña de publicidad
    b) una resistencia de ventas
    c) una necesidad de él
    d) un enfoque negativo   ____

53. Para crear y mantener una buena relación de ventas con el cliente, diríjase siempre a él por su:
    a) apodo
    b) nombre de familia
    c) color del pelo
    d) nombre   ____

54. Es una buena práctica comercial mantener un/a _____ completo/a del cliente.
    a) lista de apodos
    b) lista de compras
    c) registro
    d) nada en particular   ____

55. Si dos personas tienen un 50% cada una de un salón, el tipo de propiedad del salón será:
    a) individual
    b) una cadena de salones
    c) una corporación
    d) una sociedad   ____

56. Cada cliente satisfecho es una fuente potencial de nuevos:
    a) colores
    b) chismes
    c) clientes
    d) estilos   ____

57. Los productos vendidos a los clientes, como el champú, son un producto _____ del salón.
    a) al por mayor
    b) minorista/al por menor
    c) de consumo
    d) de equipo
    _____

58. Las leyes de impuestos locales, federales y estatales obligan a todos y cada uno de los negocios a mantener:
    a) relaciones de clientes
    b) registros contables
    c) vestíbulos para empleados
    d) escaparates de ventas
    _____

59. Mantener un simple pero eficiente sistema de registro es un síntoma de:
    a) buena relación con los clientes
    b) buen control de ventas
    c) buena venta de servicios
    d) buena administración del negocio
    _____

60. Guardar cuidadosamente los registros diarios permite a la dirección del salón evaluar:
    a) la relación de empleados
    b) el progreso del negocio
    c) la relación de clientes
    d) las citas
    _____

61. En orden a mantener un cuidadoso y eficiente control de suministros, es necesario disponer de un organizado:
    a) sistema de inventario
    b) orden de compras
    c) esfuerzo de ventas
    d) registro de amortizaciones
    _____

62. Las comparaciones de funcionamiento del negocio con otros años es posible gracias al análisis de:
    a) las relaciones diarias de ventas
    b) los gastos menores
    c) las hojas de registro
    d) los suministros desechados
    _____

63. Las relaciones diarias de ventas, los libros de citas y los libros de gastos menores deben guardarse durante:
    a) 5 años
    b) 7 años
    c) 6 meses
    d) 3 años
    _____

64. El tiempo malgastado por el cosmetólogo y una pérdida de ingresos pueden ser minimizadas llevando un cuidadoso:
    a) inventario perpetuo
    b) servicio
    c) registro semanal
    d) libro de citas
    _____

65. Un reflejo preciso de las actividades que se producen en el salón en cualquier momento está indicada:
    a) en el registro de clientes
    b) en el libro de citas
    c) en los análisis diarios
    d) en el libro de gastos menores
    _____

66. El tipo de propiedad en el cual los accionistas no pueden perder más que su inversión es una:
    a) corporación
    b) copropiedad
    c) propiedad individual
    d) sociedad
    _____

67. En una propiedad en forma de sociedad, cada socio asume:
    a) una responsabilidad limitada
    b) ninguna responsabilidad legal
    c) una responsabilidad ilimitada
    d) ninguna responsabilidad
    _____

68. Antes de comprar o vender un salón de belleza, es recomendable consultar un:
   a) accionista
   b) abogado
   c) cliente
   d) fabricante ____

69. El propietario de un salón debe protegerse contra posibles pérdidas por accidentes contratando:
   a) un seguro
   b) una higienización
   c) salvavidas
   d) extintores de fuego ____

70. Es muy importante que cada cosmetólogo conozca profundamente las leyes de cosmetología y:
   a) las leyes de prácticas medicas
   b) los códigos sanitarios
   c) las leyes ejecutivas
   d) las leyes administrativas ____

PUNTOS IMPORTANTES SOBRE LA MANERA DE PASAR SU EXAMEN DE ESTADO

Estos puntos de ayuda han sido preparados en su beneficio. Léalos con cuidado ya que le ayudarán a pasar su examen de estado.

Para presentar una buena apariencia y salir beneficiado al máximo en el examen, use la siguiente lista de comprobación como recordatorio.

EN EL EXAMEN PRÁCTICO:

A. Apariencia personal

    1. Manos y uñas:
      ☐ Manos limpias y sin manchas
      ☐ Uñas limpias y manicuradas

    2. Pelo limpio y peinado correctamente

    3. Cara:
      ☐ Cara limpia
      ☐ Un maquillaje facial correcto

    4. Dientes limpios y sin manchas

    5. Olores ofensivos
      ☐ Del cuerpo
      ☐ Del aliento

B. Indumentaria

    1. Uniforme y ropa adecuada
      ☐ Limpio y bien planchado
      ☐ Bonito y de buen corte
      ☐ Libre de olores

    2. Zapatos y medias
      ☐ Zapatos de buena hechura
      ☐ Zapatos limpios
      ☐ Medias limpias sin carreras ni arrugas

C. Hábitos personales

    1. Una posición correcta de pie

    2. Una posición correcta al sentarse

    3. Una posición correcta al andar, sin arrastrar los pies

APUNTES PARA EL EXAMEN PRÁCTICO

1. Compruebe que sus manos estén limpias.
2. Utilice un uniforme sin manchas y bien planchado.
3. Utilice solamente utensilios limpios e higienizados.
4. Observe las reglas sanitarias durante la prueba práctica.
5. No ponga en sus bolsillos el peine y los utensilios de trabajo.
6. No use artículos de joyería que puedan ser un estorbo.
7. No use zapatos de tacón alto.

8. Asegúrese de que tiene todos los utensilios, materiales y equipos necesarios.
9. Escoja su modelo con cuidado para la calidad y largo del pelo.

ACTITUD MENTAL APROPIADA

Adoptar una actitud sensible y calmada, le ayudará a sobreponerse del nerviosismo que siempre existe al presentar un examen. Recuerde que estos exámenes no están hechos para hacer fracasar a los estudiantes, sino más bien para hacer justicia a todos los estudiantes. Los exámenes de estado se hacen para comprobar todo lo que usted sabe y por extensión, todo lo que usted puede hacer. Si usted ha estudiado bien y ha repasado con esmero su libro de texto así como sus notas, nada debe temer.

Un buen descanso le ayudará a responder con eficiencia el día de la prueba. Asegúrese de dormir bien la noche anterior al examen. Mire de evitar cualquier contratiempo, enfado o excitación antes del examen.

EN EL EXAMEN ESCRITO

EQUIPO REQUERIDO

Cuando presente el examen, usted necesitará pluma, lápices, goma de borrar, reloj, utensilios necesarios, la carta de admisión y otros materiales.

SEA PUNTUAL

Averigüe con antelación cómo dirigirse al lugar del examen. Tómese el tiempo suficiente para el viaje. Llegar a tiempo para el examen le evitará molestias, tardanzas y tensión nerviosa.

EL EXAMEN ESCRITO

1. Vaya a la sala que le han asignado, tome asiento y siéntese cómodamente.
2. Compruebe que su pluma funcione bien. Asegúrese de que tiene todos los materiales requeridos.
3. Compruebe que su reloj está a la hora. Escriba debajo los tiempos límites para el examen y sitúelos enfrente suyo.
4. Escuche con atención las instrucciones del examinador y cumplimente todos los impresos siguiendo sus directrices.
5. Si las instrucciones están impresas, léalas con cuidado y contéstelas exactamente como está indicado. Si hay algo que no entiende, pregúnteselo al examinador.
6. Acuérdese de no poner su nombre en la hoja de exámenes a menos que se lo diga su examinador. Si le han asignado un número, póngalo en el lugar adecuado en la hoja de exámenes y conteste las preguntas.
7. Esté a punto para empezar en el momento que el examinador dé la señal.
8. Vea cuántas preguntas debe contestar y cuántas de ellas son opcionales u obligatorias.
9. Compruebe su tiempo y trate de contestar el máximo de preguntas dentro del tiempo límite.
10. Lea cuidadosamente cada pregunta. Conteste cada una de ellas de manera consecutiva y ponga las respuestas en el lugar apropiado.
11. No pierda mucho tiempo en cada pregunta individual. Si se encuentra con una que le es especialmente dificultosa, ponga una marca y regrese a ella más tarde. Si tiene dudas sobre alguna pregunta, ponga un punto de interrogación al margen y regrese a ella posteriormente.

12. Cuando el examen se acerque al final, concédase algunos minutos para contestar estas preguntas que han quedado en blanco.

13. Si usted termina antes del tiempo señalado, revise todas las respuestas, corrija los errores y conteste las preguntas dudosas.

14. Al terminar, devuelva el registro de examen y las hojas de contestaciones al examinador.

EXAMEN TÍPICO DE ESTADO
PRUEBA I–100 PREGUNTAS DE MÚLTIPLES OPCIONES

INSTRUCCIONES: *Lea cada frase con atención, y después ponga en el espacio en blanco de la derecha la letra que representa la frase o palabra que completa correctamente la afirmación.*

1. Una apariencia triste y lívida puede ser el resultado de:
   - a) una enfermedad controlada
   - b) una dieta balanceada
   - c) un descanso adecuado
   - d) una salud pobre ____

2. La salud pública también se conoce como:
   - a) higiene personal
   - b) esterilización
   - c) higienización
   - d) desinfección ____

3. Un atributo muy importante para una personalidad agradable es un buen:
   - a) nivel financiero
   - b) surtido de chistes
   - c) vozarrón
   - d) sentido del humor ____

4. Una conducta leal hacia su empresario, clientes y compañeros recibe el nombre de _____ profesional.
   - a) personalidad
   - b) ética
   - c) cortesía
   - d) honestidad ____

5. Una bacteria vive y se reproduce mejor en:
   - a) lugares fríos
   - b) lugares secos
   - c) lugares sucios
   - d) lugares limpios ____

6. Un higienizante húmedo contiene:
   - a) una solución desinfectante
   - b) un 30% de alcohol
   - c) una solución antiséptica
   - d) un 2% de formalina ____

7. Los compuestos cuaternarios de amonio son normalmente utilizados como:
   - a) desinfectantes
   - b) astringentes
   - c) antisépticos
   - d) desodorantes ____

8. Un método utilizado para mantener higienizados los objetos desinfectados es:
   - a) un germicida
   - b) envolver en envoltura de plástico
   - c) un desinfectante
   - d) sepsis ____

9. Las cremas deben ser removidas de los tarros:
   - a) con la punta de una toalla
   - b) con las puntas de los dedos
   - c) con una espátula limpia
   - d) con un palillo de naranja usado ____

10. El mayor órgano del cuerpo humano:
    - a) es el corazón
    - b) son los pulmones
    - c) es la piel
    - d) es el estómago ____

11. La capa exterior protectora de la piel recibe el nombre de:
    - a) dermis
    - b) tejido adiposo
    - c) epidermis
    - d) tejido subcutáneo ____

12. El pelo toma su forma, tamaño y dirección en:
    a) la corteza
    b) la cutícula
    c) la médula
    d) el folículo _____

13. La cutícula del pelo es:
    a) la capa central
    b) la capa exterior
    c) la segunda capa
    d) el tuétano _____

14. El picor es un ejemplo:
    a) de síntoma subjetivo
    b) de síntoma objetivo
    c) de una lesión primaria de la piel
    d) de una lesión secundaria de la piel _____

15. Comedón es el nombre técnico:
    a) de una espinilla blanca
    b) de un barro
    c) de una espinilla
    d) de la piel seca _____

16. Se estima que la caspa generalmente es:
    a) una alergia
    b) no patogénica
    c) no contagiosa
    d) infecciosa _____

17. Alopecia es el nombre técnico de cualquier forma anormal de:
    a) pérdida de pelo
    b) inflamación de la piel
    c) desorden de las glándulas sebáceas
    d) desorden de las glándulas sudoríparas _____

18. En el transcurso del lavado, se aplica un masaje al cuero cabelludo con:
    a) las puntas de los dedos
    b) el metacarpo
    c) los guantes de goma
    d) las orejeras _____

19. El aclarado de pelo implica:
    a) difusión del pigmento natural del pelo
    b) añadir pigmento artificial al color natural del pelo
    c) restaurar el pelo gris a su color original
    d) añadir pigmento artificial a un cabello preaclarado _____

20. Los champúes sin removedor se recomiendan para pelo que sea:
    a) normal
    b) grueso
    c) teñido
    d) graso _____

21. Los tintes permanentes para pelo se mezclan con:
    a) hidróxido de sodio
    b) bromato de sodio
    c) formalina
    d) peróxido de hidrógeno _____

22. La primera consideración de un cosmetólogo debe ser siempre:
    a) la nota a cargar
    b) la protección del cliente
    c) el tiempo consumido
    d) la propina del cliente _____

23. La banda de cuello o toalla se utiliza para evitar:
    a) la transpiración del cliente
    b) que la capa toque la piel del cliente
    c) una completa saturación del pelo
    d) un tacto desagradable al cliente _____

24. Un aclarador que está formulado para hacer que el pelo enredado se peine más fácilmente, es:
    a) un aclarador medicinal
    b) un aclarador reacondicionador
    c) un aclarador neutro
    d) un aclarador en crema   ____

25. Un aclarador que está diseñado para proporcionar color temporal al cabello es:
    a) un aclarador en crema
    b) un aclarador tartárico
    c) un aclarador de color
    d) un aclarador ácido   ____

26. Hay que humedecer el pelo si se aplica un entresacado con:
    a) tijeras
    b) maquinilla
    c) navaja
    d) tijeras de entresacar   ____

27. La selección de la loción onduladora debe determinarse por:
    a) su cualidad secadora
    b) su color
    c) la textura del pelo del cliente
    d) su consistencia de laca   ____

28. El tipo de cabello que puede ser entresacado más cerca del cuero cabelludo es:
    a) el cabello fino
    b) el cabello mediano
    c) el cabello basto
    d) el cabello deteriorado   ____

29. Si hay que cortar los flecos, es importante hacer una prueba de pelo para determinar:
    a) si está grasiento
    b) si está cardado
    c) su elasticidad
    d) si está coloreado   ____

30. Los mejores resultados de la ondulación con los dedos se obtienen con pelo que es:
    a) recto
    b) ondulado natural
    c) rizado
    d) ensortijado   ____

31. Una buena loción para la ondulación con los dedos:
    a) seca lentamente
    b) colorea el pelo
    c) es inofensiva para el pelo
    d) hace el pelo viscoso   ____

32. Un antiséptico seguro para limpiar la piel es:
    a) el 3% de peróxido de hidrógeno
    b) ácido hidroclórico
    c) ácido carbólico
    d) bicloruro de mercurio   ____

33. El proceso de desenredar el pelo debe empezar en la zona de:
    a) la coronilla
    b) la línea del pelo
    c) la nuca
    d) la frente   ____

34. La parte inamovible del rizo fijada al cuero cabelludo es:
    a) el tallo
    b) la base
    c) el círculo
    d) el arco   ____

35. La movilidad de un rizo fijo queda determinada por su:
    a) base
    b) tallo
    c) pivote
    d) círculo   ____

36. Las cuatro bases más comunes usadas en el peinado son la base cuadrada, la base rectangular, la base triangular y la base:
    a) circular
    b) aplanada
    c) de arco o de media luna
    d) elevada   ____

37. Para evitar roturas o divisiones a lo largo de la línea de borde frontal o facial, utilice:
    a) bases triangulares
    b) bases cuadradas
    c) bases circulares
    d) bases redondas ____

38. Una ondulación formada alternando ondas con los dedos y rizos fijos recibe el nombre de:
    a) onda perdida
    b) onda alzada
    c) ondas con rebote
    d) onda llena ____

39. Cuando se peina una peluca, los rizos de aguja se utilizan en algunas áreas de la cabeza en lugar de rulos para mantener:
    a) desenredadas las fibras
    b) el estilo con plenitud
    c) el estilo junto a la cabeza
    d) el cabello anudado con tensión ____

40. Un presuavizado antes de la aplicación de un teñido de proceso simple:
    a) remueve los colorantes metálicos
    b) suaviza el cabello aclarado
    c) endurece el cabello aclarado
    d) reduce la resistencia del pelo ____

41. Los aclaradores de color para el pelo son colorantes que son:
    a) permanentes
    b) temporales
    c) semipermanentes
    d) penetrantes ____

42. El color natural del pelo está determinado por su:
    a) cutícula
    b) textura
    c) médula
    d) pigmento ____

43. Cuando iguale el color de pelo, el pelo más cerca del cráneo en su parte posterior debe ser:
    a) más claro
    b) más largo
    c) más oscuro
    d) más corto ____

44. Los tintes derivados de la anilina:
    a) penetran en el tallo del cabello
    b) endurecen el tallo del cabello
    c) recubren el tallo del cabello
    d) aclaran el tallo del pelo ____

45. Los sombreados de color con tonalidades rojas o doradas están clasificados como:
    a) oscuros
    b) calientes
    c) plateados
    d) fríos ____

46. Cepillar el pelo vigorosamente antes de una ondulación permanente puede provocar:
    a) decoloración del cabello
    b) tirantez del cuero cabelludo
    c) que el pelo pierda su salud
    d) irritación del cuero cabelludo ____

47. El principal producto en una solución de ondulado en frío o loción es:
    a) un derivado de la anilina
    b) hidróxido de sodio
    c) tioglicolato de amonio
    d) peróxido de hidrógeno ____

48. Si cuando envuelve el cabello usa usted una presión demasiado fuerte, la acción de la solución de ondulado permanente puede:
    a) retardarse
    b) precipitarse
    c) pararse
    d) acelerarse

49. En un ondulado permanente equilibrado ácido los daños a la piel y al pelo son mínimos porque:
   a) se usa una loción onduladora
   b) se aplica un calor concentrado
   c) no se utilizan alcalinos duros
   d) se utilizan bigudíes
   ____

50. Un ondulado permanente de balanceado ácido se produce sin olores ofensivos porque:
   a) el proceso es muy rápido
   b) el calor neutraliza el olor
   c) la solución está muy perfumada
   d) no se usa amoníaco
   ____

51. El propósito principal del tratamiento del cabello y del cuero cabelludo es:
   a) prevenir las canas
   b) endurecer la textura del pelo
   c) preservar la salud del cabello y del cuero cabelludo
   d) preservar el color del cabello
   ____

52. Después de la aplicación de una crema al cuero cabelludo, hay que exponerlo:
   a) a los rayos ultravioletas
   b) a los rayos térmicos
   c) a los rayos de luz azul
   d) a los rayos actínicos
   ____

53. La técnica de secar y peinar el pelo húmedo en una sola operación recibe el nombre de peinado:
   a) croquignole
   b) con tenacillas térmicas
   c) termal
   d) con pistola secadora
   ____

54. Cuando está trabajando, la pistola secadora produce una corriente estable de _____ a temperatura controlada.
   a) vapor
   b) aire
   c) agua
   d) vaho
   ____

55. Antes de empezar a peinar en un pelo secado con pistola de aire caliente, el pelo debe ser _____ a fondo.
   a) cepillado
   b) encrestado
   c) enfriado
   d) permanentado
   ____

56. La acción de la relajación química del pelo es dejar el pelo:
   a) suave e hinchado
   b) formando nuevos rizos
   c) duro y fijo
   d) encogido
   ____

57. La crema relajadora debe aplicarse en el último momento en el área junto al cráneo porque en esta área el procesado está incrementado debido:
   a) al acelerador
   b) al 10% de amoníaco
   c) al calor del cuerpo
   d) al peróxido de hidrógeno
   ____

58. Los dos métodos más comúnmente utilizados para la relajación química del pelo son el método con tioglicolato y el método:
   a) termal
   b) con hidróxido de sodio
   c) de proceso sencillo
   d) con violeta de genciana
   ____

59. En un ondulado permanente, una prueba del rizo sirve como guía para determinar:
    a) el tiempo de neutralización
    b) el tamaño de las secciones de pelo
    c) el tiempo de proceso
    d) el valor de la tensión a utilizar ___

60. La temperatura de un peine de prensado debe ajustarse:
    a) al grado de limpieza del cabello
    b) a la cortedad del cabello
    c) a la textura del cabello
    d) a la longitud del cabello ___

61. El pelo que aparece muerto y blando, generalmente carece de:
    a) elasticidad
    b) textura
    c) porosidad
    d) densidad ___

62. No deben usarse tenacillas eléctricas vaporizadoras en un cabello planchado porque pueden provocar al cabello:
    a) un retorno a su estado inicial
    b) roturas
    c) alisamiento
    d) una decoloración ___

63. La sombra para ojos se aplica normalmente:
    a) en las pestañas
    b) en las cejas
    c) en los párpados
    d) en la boca ___

64. La uña está compuesta por una sustancia llamada:
    a) melanina
    b) hemoglobina
    c) queratina
    d) corpúsculos ___

65. El pliegue profundo de piel donde la raíz está empotrada se llama:
    a) manto
    b) surco de la uña
    c) pared de la uña
    d) lecho de la uña ___

66. Las uñas quebradizas y las cutículas secas deben tratarse con:
    a) una manicura con aceite
    b) una capa de acabado
    c) una manicura normal
    d) una manicura a máquina ___

67. Un pequeño sangrado producido durante la manicura, puede cortarse con:
    a) alcohol
    b) alumbre
    c) un estíptico
    d) un sellador ___

68. Ampollas y pequeñas irritaciones entre los dedos del pie son signos de:
    a) pterigión
    b) oniquia
    c) afecciones cutáneas córneas
    d) pie de atleta ___

69. Para prevenir o corregir uñas quebradizas y cutículas secas, utilice:
    a) blanco de uñas
    b) solvente para cutícula
    c) crema para cutícula
    d) pulimento seco de uñas ___

70. El effleurage se utiliza en masajes por sus:
    a) efectos estimulantes
    b) efectos tranquilizantes y relajantes
    c) efectos vigorizantes
    d) efectos magnéticos ___

71. Los primeros efectos del masaje se reciben en:
    a) las membranas mucosas   c) la piel
    b) el interior de la boca   d) debajo de los párpados   ____

72. Cuando usted realice un tratamiento facial, debe cubrir los ojos de su cliente con almohadillas oculares antes de utilizar:
    a) manipulaciones de masaje   c) una crema de base
    b) loción astringente   d) rayos infrarrojos   ____

73. Una persona que tenga un color natural de cabello claro posee un cabello con:
    a) grandes cantidades de moléculas grandes de melanina   c) abundancia de moléculas de melanina oscuras
    b) pequeñas cantidades de pequeñas moléculas de melanina   d) sólo moléculas grandes de melanina   ____

74. Una mascarilla de aceite caliente se recomienda para:
    a) piel aceitosa   c) piel de edad madura
    b) piel seca   d) blanquear las pecas   ____

75. Antes de aplicar un depilatorio químico, es necesario hacer:
    a) una prueba del pelo   c) una prueba de la piel
    b) una prueba del mechón   d) una prueba ácida   ____

76. En el maquillaje correctivo, usar una sombra más clara que la base:
    a) aminora el tamaño de las facciones   c) hace que las facciones prominentes queden menos detectables
    b) produce un efecto de sombreado   d) produce un efecto de realce   ____

77. El color de labios se aplica a los labios del cliente:
    a) con un palillo de naranja usado   c) con sus dedos
    b) con un cepillo de labios higienizado   d) directamente con el tubo de labios   ____

78. Para corregir unas cejas deformes y desiguales, es mejor usar:
    a) una maquinilla eléctrica   c) un lápiz de cejas
    b) una maquinilla de afeitar   d) un depilatorio   ____

79. El proceso de fijar pestañas sintéticas individuales semipermanentes se refiere a la/s:
    a) pestañas en tiras   c) pestañas adhesivas
    b) aplicación de pestañas individuales   d) pestañas peinadas   ____

80. En adición a las pestañas individuales semipermanentes, otro tipo de pestañas postizas es:
    a) pestañas individuales   c) pestañas semipermanentes
    b) pestañas de tira   d) pestañas adhesivas   ____

81. Una corriente continua constante usada para producir efectos químicos en los tejidos y los flujos del cuerpo es la corriente:
    a) farádica   c) Tesla
    b) sinusoidal   d) galvánica   ____

82. Un electrodo de cristal que emite diminutas chispas violetas opera en una corriente:
   a) galvánica
   b) farádica
   c) sinusoidal
   d) de alta frecuencia ___

83. Los rayos más cortos y menos penetrantes del espectro son los rayos:
   a) infrarrojos
   b) ultravioletas
   c) naranja
   d) rojos ___

84. Los rayos cortos alcanzan la piel cuando la lámpara ultravioleta está situada a:
   a) 90 cm. del cuerpo
   b) 30 cm. del cuerpo
   c) 75 cm. del cuerpo
   d) 100 cm. del cuerpo ___

85. El color natural del pelo se origina con la reflexión o _____ de los rayos de luz por la melanina.
   a) desintegración
   b) segregación
   c) absorción
   d) reducción ___

86. El cambio de forma de una sustancia sin que se forme una nueva sustancia, es:
   a) una mezcla
   b) un cambio químico
   c) un compuesto
   d) un cambio físico ___

87. Eliminar las impurezas del aire por el procedimiento de pasarlo a través de una sustancia porosa se conoce como proceso:
   a) de destilación
   b) de neutralización
   c) de sedimentación
   d) de oxidación ___

88. Una preparación hecha para disolver una sustancia sólida, líquida o gaseosa en otra sustancia es:
   a) una suspensión
   b) una pomada
   c) una solución
   d) un polvo ___

89. Una buena ubicación para un salón de belleza es cerca de:
   a) un supermercado
   b) una tienda de máquinas
   c) una bolera
   d) una taberna ___

90. La mejor publicidad es:
   a) un letrero neón
   b) un cliente satisfecho
   c) un anuncio en la prensa
   d) un escaparate ___

91. La negligencia y unos libros mal llevados, pueden conducir al salón:
   a) a un crecimiento
   b) a un éxito
   c) al fracaso
   d) a un desarrollo ___

92. Buenos hábitos y técnicas telefónicas ayudan a incrementar la _____ del salón.
   a) reputación
   b) apariencia
   c) ubicación
   d) chismografía ___

93. El primer escalón para obtener un buen éxito de ventas en un salón de belleza es:
   a) romper una resistencia débil
   b) menospreciar a la competencia
   c) venderse a sí mismo
   d) ser agresivo ___

94. Mantener un simple pero eficiente sistema de registro es un síntoma de:
    a) buena relación con los clientes
    b) buen control de ventas
    c) buena venta de servicios
    d) buena administración del negocio
    ____

95. En manicura, si la cutícula se corta o se rompe, es conveniente aplicar:
    a) un desinfectante
    b) un antiséptico
    c) un cáustico
    d) sodio
    ____

96. El núcleo de la célula controla:
    a) las excreciones
    b) la autorreparación
    c) las secreciones
    d) la reproducción
    ____

97. El sistema esquelético es muy importante porque:
    a) cubre y conforma el cuerpo
    b) suministra sangre al cuerpo
    c) proporciona un armazón óseo al cuerpo
    d) transporta los mensajes nerviosos
    ____

98. Los músculos controlados por la voluntad reciben el nombre de:
    a) involuntarios
    b) voluntarios
    c) cardíacos
    d) no estriados
    ____

99. El sistema nervioso está compuesto por el cerebro y la médula espinal con:
    a) sus vasos sanguíneos
    b) sus nervios
    c) sus vasos linfáticos
    d) sus glándulas
    ____

100. Los vasos que transportan la sangre fuera del corazón reciben el nombre de:
    a) venas
    b) arterias
    c) capilares
    d) linfáticos
    ____

EXAMEN TÍPICO DE ESTADO

PRUEBA II–100 PREGUNTAS DE MÚLTIPLES OPCIONES

INSTRUCCIONES: *Lea cada frase con atención, y después ponga en el espacio en blanco de la derecha la letra que representa la frase o palabra que completa correctamente la afirmación.*

1. Un atributo importante en una buena ética profesional es:
   - a) un mal temperamento
   - b) la lealtad
   - c) la arrogancia
   - d) el chismorreo _____

2. La forma de expresarse es vital para el arte:
   - a) de la literatura
   - b) de la moda
   - c) de la conservación
   - d) de la presentación _____

3. La higiene personal forma parte de la conservación del bienestar de:
   - a) los individuos
   - b) la comunidad
   - c) la ciudad
   - d) la sociedad _____

4. Los olores corporales pueden prevenirse con un baño regular y el uso de:
   - a) estípticos
   - b) astringentes
   - c) vapores
   - d) desodorantes _____

5. Los instrumentos metálicos afilados deben ser higienizados en un:
   - a) 30% de alcohol
   - b) 50% de alcohol
   - c) 70% de alcohol
   - d) 40% de alcohol _____

6. Un receptáculo cubierto que contenga una solución desinfectante recibe el nombre de:
   - a) higienizador seco
   - b) armario higienizador
   - c) higienizador húmedo
   - d) horno higienizador _____

7. Los compuestos cuaternarios de amonio están considerados como desinfectantes:
   - a) corrosivos
   - b) tóxicos
   - c) inestables
   - d) estables _____

8. Cuando un peine higienizado no ha sido usado, debe ser guardado en:
   - a) el bolsillo del uniforme
   - b) un higienizador seco
   - c) un cajón de ropa
   - d) una solución fumigante _____

9. La bacteria patógena es conocida vulgarmente como:
   - a) antiséptico
   - b) desinfectante
   - c) germen
   - d) bacteria benéfica _____

10. El cabello está principalmente compuesto por una sustancia córnea llamada:
    - a) hemoglobina
    - b) melanina
    - c) queratina
    - d) calcio _____

11. La capa que da fuerza y elasticidad al cabello es:
    - a) la médula
    - b) la cutícula
    - c) el folículo
    - d) la corteza _____

12. Una piel sana debe ser:
    a) perfectamente seca
    b) exenta de color
    c) ligeramente húmeda y suave
    d) de color azulado ____

13. La piel más delgada y fina se encuentra en:
    a) las cejas
    b) los párpados
    c) la frente
    d) el dorso de la mano ____

14. Una caspa descuidada demasiado tiempo puede conducir a:
    a) una tiña
    b) una roña
    c) una calvicie
    d) una soriasis ____

15. La calvicie en áreas redondas se conoce como alopecia:
    a) adnata
    b) senilis
    c) areata
    d) dinámica ____

16. El acné es un desorden de:
    a) las glándulas sudoríparas
    b) las glándulas sebáceas
    c) las glándulas intestinales
    d) las glándulas estomacales ____

17. Una pápula es:
    a) una lesión secundaria de la piel
    b) una lesión primaria de la piel
    c) una lesión terciaria de la piel
    d) un síntoma subjetivo ____

18. Cuando un aclarador ácido ha sido usado, debe aplicarse seguidamente:
    a) un aclarado con agua tibia
    b) un champú aceitoso ligero
    c) un champú seco
    d) un aclarador azulado ____

19. Un aclarado preparado para evitar remover el color del cabello es:
    a) un aclarador con vinagre
    b) un aclarador con limón
    c) un aclarador azulado
    d) un aclarador sin removedor ____

20. Al proteger la piel y los vestidos del cliente, una cobertura adecuada está considerada como:
    a) un servicio extra
    b) un servicio glamoroso
    c) completamente innecesaria
    d) la primera línea de protección ____

21. El factor personal que más contribuye a que los clientes regresen al salón, es la _____ del cosmetólogo.
    a) agresividad
    b) familiaridad
    c) chismografía
    d) personalidad ____

22. Los champúes alcalinos fuertes hacen que el cabello:
    a) sea suave y sedoso
    b) sea seco y quebradizo
    c) afirme su color
    d) sea fácil de peinar ____

23. Después de un champú normal, eliminar el exceso de espuma con:
    a) un aclarado frío
    b) agua fría
    c) agua caliente
    d) agua templada ____

24. El ingrediente más activo en las lociones ondulantes equilibradas ácidas es:
    a) el glicerilo monotioglicolato
    b) el tioglicolato de amonio
    c) el hidróxido de sodio
    d) el peróxido de hidrógeno ____

25. Cepillar el cabello como parte de un tratamiento de lavado del cuero cabelludo:
   a) estropea el cuero cabelludo
   b) encresta el pelo
   c) estimula la circulación
   d) irrita el cuero cabelludo ____

26. En una ondulación con los dedos, ¿qué hay que aplicar para hacer el cabello más flexible y mantenerlo en su lugar?
   a) un aclarador de crema
   b) loción onduladora de goma de Karaya
   c) laca para pelo
   d) un neutralizador ____

27. Antes de un ondulado con los dedos, localice:
   a) el crecimiento del pelo nuevo
   b) la línea de crecimiento del pelo
   c) el ondulado natural
   d) la línea de demarcación ____

28. En un peinado de lado derecho, la ondulación con los dedos debe empezar en:
   a) el lado ligero del pelo
   b) el anverso de la cabeza
   c) el lado pesado del pelo
   d) la coronilla ____

29. El tipo de pelo idóneo para un rizado fijo es el pelo:
   a) grueso y recto
   b) natural o con una ondulación permanente
   c) fino rizado
   d) rizado/ensortijado ____

30. La parte que se encuentra entre la base y el primer arco del círculo se conoce como el:
   a) círculo
   b) tallo
   c) pivote
   d) mechón ____

31. Una firme e inamovible posición que sólo permite el movimiento del círculo del rizo está producida por el rizo:
   a) sin tallo
   b) de medio tallo
   c) de tallo completo
   d) de tallo redondo ____

32. Un estabilizador también se conoce como un neutralizador y:
   a) tioglicolato
   b) cáustico
   c) amonio
   d) fijador ____

33. Un mechón de pelo enrollado en círculos dentro de un círculo, es:
   a) un rizo
   b) una conformación
   c) una cresta
   d) una sección ____

34. Los rizos fijos colocados detrás de la cresta de un conformado reciben el nombre de:
   a) rizos con rulos
   b) rizos en cresta
   c) rizos en pivote
   d) rizos esculpidos ____

35. Las pelucas con pelo humano pueden ser adecuadamente lavadas con:
   a) un limpiador seco
   b) un champú con color
   c) un jabón alcalino
   d) hidróxido de sodio ____

36. Cuando corte pelo grueso, éste no debe nunca ser afinado cerca:
   a) de los lados
   b) del tallo del pelo
   c) de la cutícula
   d) del cráneo ____

37. Un entresacado de pelo implica:
    a) separar el pelo liso
    b) un corte transversal
    c) disminuir su volumen
    d) cortar las puntas   ____

38. Si se entresaca un pelo cerca de los extremos de un mechón, se producirá:
    a) una pérdida de conformado
    b) un deshilachado
    c) un cortado a través
    d) un corte escalado   ____

39. Una ondulación con los dedos dura más tiempo cuando el pelo se ha moldeado:
    a) en crestas muy altas
    b) en la dirección del crecimiento natural
    c) en crestas muy bajas
    d) en oposición a la dirección del crecimiento natural   ____

40. Un método de enrollar especialmente adecuado para pelo muy largo es:
    a) el método de halo doble
    b) el enrollado a horcajadas
    c) el método de corona caída
    d) el método de halo simple   ____

41. En una ondulación permanente hay que aplicar un tiempo de procesado más largo que el habitual a un pelo que sea:
    a) aclarado
    b) teñido
    c) poroso
    d) resistente   ____

42. Si en un ondulado permanente la cinta elástica del bigudí está torcida o demasiado apretada, pueden producirse:
    a) rizos encrespados
    b) rizos ensortijados
    c) roturas de cabello
    d) rizos resilientes   ____

43. En una ondulación permanente equilibrada ácida, donde haya poco pelo hinchado, habrá un mínimo de:
    a) pelo rizado
    b) rotura de pelo
    c) penetración
    d) permanentación   ____

44. Donde no se haya usado amonio en un ondulado permanente equilibrado ácido, habrá menos posibilidades de:
    a) irritación de la piel
    b) control de color
    c) penetración de la loción
    d) ondas suaves y naturales   ____

45. Un color temporal de pelo usado para añadir a las pestañas es:
    a) un color certificado
    b) una anilina
    c) un rímel
    d) un colorante mineral   ____

46. Los teñidos de pelo que colorean y aclaran el pelo en varias tonalidades aunque en una sola aplicación reciben el nombre de:
    a) teñidos de proceso doble
    b) colorantes metálicos
    c) teñido presuavizado
    d) color de proceso simple   ____

47. La depilación de cejas con pinzas debe hacerse en dirección:
    a) contraria a su crecimiento natural
    b) de su crecimiento natural
    c) hacia la mandíbula
    d) hacia el cuero cabelludo   ____

48. Cuando se ha logrado la tonalidad deseada, el aclarador debe eliminarse con:
a) aceite sulfonado
b) agua fría
c) peróxido de hidrógeno
d) agua caliente _____

49. La tonalidad de un color que no contiene rojo se clasifica como:
a) cálida
b) fría
c) dorada
d) muy cálida _____

50. El mejor momento para preparar un aclarador de pelo es:
a) un día antes de ser usado
b) una semana antes de ser usado
c) inmediatamente antes de ser usado
d) dos días antes de ser usado _____

51. Un artificio eléctrico diseñado para secar y peinar el pelo en una sola operación es:
a) el secador térmico
b) el casco secador
c) la pistola secadora
d) el secador de rizos _____

52. Excesivos usos de la pistola secadora pueden producir sequedad del cabello y:
a) ondas profundas
b) puntas partidas
c) decoloración
d) ondas sombreadas _____

53. Para peinar el cabello en una ondulación con aire debe seguirse la misma técnica que en una ondulación:
a) termal
b) con secador
c) química
d) con los dedos _____

54. El masaje del cuero cabelludo es beneficioso porque estimula:
a) la glándula salivar
b) la circulación de la sangre
c) la glándula pituitaria
d) la glándula tiroides _____

55. Una parte importante de un tratamiento del cuero cabelludo es:
a) su rigidez
b) un peinado
c) un cepillado del pelo
d) un aclarado de color _____

56. Unas tenacillas sobrecalentadas pueden echarse a perder debido a que el metal pierde:
a) su color
b) su equilibrio
c) su temple
d) su forma _____

57. Las tenacillas térmicas proporcionan un rizo fuerte con el máximo de volumen, que recibe el nombre de rizo:
a) de media base
b) de base llena
c) fuera de base
d) sin base _____

58. En orden a mantener un cuidadoso y eficiente control de los suministros, es necesario disponer de un organizado:
a) sistema de inventario
b) orden de compras
c) esfuerzo de ventas
d) registro de amortizaciones _____

59. Un doble tratamiento con un peine caliente de prensado se conoce como:
a) prensado suave
b) prensado duro
c) prensado medio
d) prensado con peine _____

60. El proceso de alisar un pelo excesivamente rizado con el uso de agentes químicos se conoce como _____ química del pelo.
   a) neutralización
   b) estabilización
   c) relajación
   d) enmechado _____

61. Si un relajador químico se aplica al cabello que ha sido tratado con el peine de prensado, puede producirse:
   a) un pelo encrestado
   b) una estabilización
   c) roturas de pelo
   d) rizos regresivos _____

62. Antes de un tratamiento relajador químico, hay que hacer:
   a) una prueba del mechón
   b) una prueba de relleno
   c) una prueba de estabilización
   d) una prueba del parche _____

63. Cuando aplique un fundido químico, una consideración importante es que el pelo no debe ser:
   a) secado con pistola
   b) relajado en exceso
   c) relajado insuficientemente
   d) elevado _____

64. Para evitar el secamiento de la piel alrededor de las uñas, aplique:
   a) crema para cutícula
   b) quita esmalte de uñas
   c) alcohol
   d) un antiséptico _____

65. Un cosmético que se aplica sobre el esmalte de uñas y que minimiza su desgaste y agrietamiento es:
   a) una capa base
   b) un acabado
   c) una laca
   d) un abrasivo _____

66. El cuerpo de la uña empieza en la raíz y se extiende hasta:
   a) la lúnula
   b) la matriz de la uña
   c) el lecho de la uña
   d) el borde libre _____

67. La lúnula es la media luna visible en _____ de la uña.
   a) el borde
   b) el lado
   c) la base
   d) el surco _____

68. Otro nombre del pie de atleta es:
   a) varicosis
   b) pitiriasis
   c) tiña de los pies
   d) pterigión _____

69. Para suavizar y lubricar la piel alrededor de las uñas, aplicar:
   a) piedra pómez
   b) blanqueador de uñas
   c) solvente para cutícula
   d) aceite para la cutícula _____

70. La punta higienizada de un extractor de comedones se utiliza para extraer:
   a) espinillas
   b) lunares
   c) pecas
   d) marcas de nacimiento _____

71. Después de la eliminación de la crema de masaje, la cara debe esponjarse con:
   a) una loción cáustica
   b) una loción desinfectante
   c) una loción alisadora
   d) una loción astringente _____

72. Las espinillas sebáceas están provocadas por una masa de sebo endurecido en los conductos de:
   a) la glándula tiroides
   b) la glándula salivar
   c) la glándula sebácea
   d) la glándula sudorípara ____

73. ¿Qué tipo de movimiento de masaje es el petrissage?
   a) de fricción
   b) de percusión
   c) de palmoteo
   d) de amasado ____

74. ¿Qué sensación producen en los tejidos del cuerpo los movimientos firmes de masaje con amasado?
   a) un efecto estimulante
   b) un efecto refrescante
   c) un efecto tranquilizante
   d) un efecto relajante ____

75. El pelo puede ser eliminado temporalmente con:
   a) diatermia
   b) depilatorios
   c) ondas cortas
   d) corriente galvánica ____

76. Aplicando un algodón caliente sobre las cejas antes del depilado se obtiene:
   a) hacerlo más doloroso
   b) una suavización y relajación de las cejas
   c) tensar los tejidos
   d) contraer la piel ____

77. Antes de aplicar pestañas individuales, es recomendable efectuar:
   a) una prueba de color
   b) una prueba de resistencia
   c) una prueba del mechón
   d) una prueba de alergia ____

78. Las pestañas postizas no deben permanecer mucho tiempo en clientes que tengan:
   a) pestañas clareadas
   b) pestañas adheridas
   c) pestañas individuales semipermanentes
   d) párpados grasos ____

79. El polvo facial debe:
   a) ser más oscuro que la base
   b) ser igual al tono de color de la base
   c) ser más claro que la base
   d) ser eliminado cuando se usa una base ____

80. Para lograr que los ojos parezcan más grandes y las pestañas más llenas, aplicar:
   a) sombra para ojos
   b) delineadores
   c) crema para los ojos
   d) colorete ____

81. El 80% de la luz solar natural corresponde a los rayos:
   a) ultravioletas
   b) actínicos
   c) visibles
   d) infrarrojos ____

82. Tanto el cosmetólogo como el cliente deben protegerse los ojos cuando tengan que exponerlos a:
   a) los rayos violetas
   b) los rayos ultravioletas
   c) la luz dérmica blanca
   d) la luz dérmica roja ____

83. Una sustancia que permite que la corriente eléctrica pase con facilidad es:
   a) un conductor
   b) un no conductor
   c) un aislante
   d) un convertidor ____

84. Una corriente alterna e interrumpida usada para provocar contracciones musculares es la corriente:
    a) farádica
    b) de alta frecuencia
    c) Tesla
    d) galvánica ____

85. Un jabón líquido con un factor de pH de 10 puede ser considerado como:
    a) ácido
    b) una sal
    c) alcalino
    d) un óxido ____

86. El elemento más abundante es:
    a) el oxígeno
    b) el hidrógeno
    c) el nitrógeno
    d) el amoníaco ____

87. Repetir chismes puede provocar una pérdida de _____ de su cliente.
    a) atención
    b) encanto
    c) confianza
    d) postura ____

88. Para evitar divisiones cuando utiliza bases cuadradas, es recomendable:
    a) escalonar las secciones
    b) solapar las bases
    c) utilizar una trenza francesa
    d) hacer rizos uniformes ____

89. La buena marcha de las operaciones de un salón es normalmente el resultado:
    a) de una gestión eficiente
    b) de capital insuficiente
    c) de negligencia en el negocio
    d) de controles descuidados ____

90. Guardar minuciosamente los registros diarios permite a la dirección del salón evaluar:
    a) la relación de empleados
    b) el progreso del negocio
    c) la relación de clientes
    d) las citas ____

91. Los alquileres y renovaciones de locales están legislados por las leyes:
    a) federales
    b) locales
    c) estatales
    d) de regulación interestatal ____

92. El primer medio de publicidad para un salón es:
    a) la radio
    b) la televisión
    c) los periódicos
    d) los billetes de transporte ____

93. Un salón de belleza puede ser promovido con efectividad a través del teléfono, a condición que:
    a) haya tiempo para malgastar
    b) haya negligencia en la gestión
    c) exista una buena planificación
    d) haya capital suficiente ____

94. Para lograr una venta conveniente y productiva, el cosmetólogo debe:
    a) tener confianza en sí mismo
    b) ser impaciente
    c) ser despótico
    d) ser congraciador ____

95. Una congestión inflamatoria crónica de las mejillas y de la nariz, caracterizada por el enrojecimiento y la dilatación de los vasos sanguíneos, se llama:
    a) milio
    b) esteatosis
    c) seborrea
    d) rosácea ____

96. Las células son las unidades básicas de:
    a) la materia muerta   c) los productos químicos
    b) la materia viva   d) los cosméticos   ____

97. La parte más fija de un músculo recibe el nombre de:
    a) origen del músculo   c) vientre
    b) inserción del músculo   d) ligamento   ____

98. El sistema nervioso del cuerpo humano coordina y controla todas sus:
    a) estructuras   c) enfermedades
    b) funciones   d) limpiezas   ____

99. La parte fluida de la sangre recibe el nombre de:
    a) plasma   c) glóbulos rojos
    b) glóbulos blancos   d) trombocitos   ____

100. Una función importante de los huesos es:
    a) crear calcio   c) estimular los músculos
    b) proteger los órganos   d) estimular la circulación
                                      de la sangre   ____

Una página amovible con la clave de las respuestas sucede a esta página.

Respuestas al Examen de Estado de Cosmetología

RESPUESTAS
AL
EXAMEN DE ESTADO PARA
COSMETOLOGÍA

SU IMAGEN PROFESIONAL

1—b	9—b	17—a	25—a	33—d	41—b	49—c
2—c	10—d	18—c	26—d	34—b	42—b	50—d
3—a	11—d	19—d	27—c	35—d	43—a	51—d
4—c	12—a	20—c	28—d	36—d	44—d	52—c
5—c	13—b	21—c	29—a	37—d	45—c	53—c
6—c	14—d	22—b	30—b	38—c	46—b	54—d
7—b	15—a	23—c	31—c	39—d	47—c	55—b
8—d	16—b	24—b	32—c	40—b	48—b	56—a

BACTERIOLOGÍA

1—c	5—b	9—a	13—b	17—c	21—b	25—c
2—b	6—c	10—c	14—c	18—b	22—b	26—a
3—c	7—c	11—b	15—a	19—b	23—d	27—d
4—b	8—a	12—a	16—b	20—c	24—a	

DESCONTAMINACIÓN Y CONTROL DE INFECCIONES

1—c	6—c	11—b	16—c	21—a	26—a	31—c
2—b	7—a	12—a	17—b	22—c	27—b	32—a
3—a	8—b	13—c	18—d	23—b	28—c	33—c
4—d	9—d	14—a	19—c	24—d	29—d	34—d
5—b	10—c	15—b	20—b	25—c	30—b	35—a

PROPIEDADES DEL CUERO CABELLUDO Y DEL PELO

1—c	16—a	31—d	46—c	61—a	76—c	91—a
2—b	17—b	32—b	47—a	62—c	77—c	92—c
3—c	18—c	33—b	48—d	63—c	78—b	93—a
4—b	19—d	34—c	49—b	64—b	79—d	94—b
5—d	20—c	35—d	50—a	65—c	80—c	95—c
6—c	21—c	36—b	51—b	66—d	81—b	96—c
7—a	22—d	37—d	52—d	67—b	82—c	97—b
8—c	23—c	38—c	53—c	68—c	83—b	98—a
9—b	24—b	39—a	54—d	69—a	84—b	99—a
10—c	25—b	40—d	55—c	70—b	85—a	100—b
11—a	26—c	41—b	56—d	71—d	86—b	101—c
12—d	27—b	42—c	57—c	72—d	87—c	102—b
13—d	28—c	43—a	58—d	73—c	88—d	
14—a	29—c	44—b	59—b	74—c	89—b	
15—a	30—a	45—d	60—a	75—b	90—a	

COBERTURAS

1—b	3—d	5—a	7—b	9—b	11—d
2—c	4—d	6—b	8—c	10—a	

LAVADO, ACLARADO Y ACONDICIONADO

1—b	5—d	9—a	13—b	17—a	21—d	25—c
2—c	6—a	10—c	14—c	18—a	22—b	
3—b	7—a	11—b	15—b	19—b	23—b	
4—a	8—a	12—c	16—a	20—d	24—d	

CORTE DEL CABELLO

1—c	4—c	7—d	10—b	13—a	16—d	19—b
2—d	5—c	8—c	11—b	14—c	17—a	20—d
3—a	6—d	9—c	12—c	15—a	18—d	21—b

ONDULACIÓN CON LOS DEDOS

1—b	4—c	7—d	10—b	13—a	15—c
2—d	5—c	8—a	11—a	14—c	16—b
3—b	6—c	9—c	12—c		

PEINADO EN HÚMEDO

1—c	8—c	15—a	22—a	29—b	36—c	43—a
2—d	9—b	16—b	23—c	30—a	37—c	44—b
3—c	10—b	17—a	24—d	31—b	38—a	45—d
4—d	11—d	18—a	25—c	32—c	39—d	46—b
5—b	12—a	19—d	26—c	33—b	40—c	47—d
6—b	13—b	20—b	27—c	34—a	41—c	
7—b	14—c	21—b	28—a	35—b	42—d	

PEINADO TÉRMICO

1—b	6—b	11—d	16—c	21—b	26—c	29—d
2—a	7—c	12—c	17—b	22—a	27—d	30—a
3—c	8—b	13—b	18—a	23—b	28—d	
4—d	9—c	14—c	19—d	24—b		
5—b	10—b	15—d	20—c	25—a		

ONDULACIÓN PERMANENTE

1—d	9—a	17—a	25—b	33—c	41—b	49—a
2—a	10—b	18—c	26—c	34—c	42—b	50—d
3—c	11—c	19—a	27—c	35—c	43—b	51—b
4—b	12—d	20—b	28—d	36—c	44—c	52—c
5—d	13—c	21—c	29—d	37—b	45—c	
6—b	14—b	22—a	30—a	38—d	46—b	
7—d	15—d	23—a	31—b	39—d	47—d	
8—d	16—b	24—b	32—c	40—a	48—d	

COLOREADO DEL CABELLO

1—c	18—c	35—a	52—a	69—d	86—d	103—b
2—d	19—b	36—b	53—b	70—b	87—a	104—c
3—a	20—a	37—c	54—b	71—b	88—b	105—a
4—b	21—b	38—d	55—b	72—c	89—c	106—a
5—d	22—a	39—b	56—d	73—b	90—c	107—c
6—b	23—c	40—a	57—a	74—c	91—d	108—c
7—c	24—b	41—c	58—b	75—b	92—b	109—a
8—d	25—c	42—a	59—c	76—b	93—a	110—c
9—a	26—b	43—b	60—b	77—a	94—b	111—a
10—c	27—c	44—a	61—a	78—a	95—b	112—b
11—a	28—c	45—c	62—a	79—b	96—b	113—c
12—a	29—a	46—a	63—b	80—b	97—d	114—a
13—d	30—c	47—c	64—d	81—b	98—c	115—d
14—b	31—b	48—d	65—c	82—d	99—b	116—b
15—a	32—a	49—c	66—d	83—b	100—b	117—d
16—c	33—d	50—c	67—d	84—c	101—c	
17—d	34—c	51—c	68—b	85—b	102—d	

RELAJACIÓN QUÍMICA DEL PELO Y PERMANENTE DE RIZADO SUAVE

1—c	6—d	11—b	16—b	21—c	26—a	31—a
2—a	7—d	12—c	17—b	22—c	27—c	32—b
3—d	8—b	13—b	18—d	23—b	28—a	
4—d	9—d	14—a	19—b	24—d	29—a	
5—b	10—c	15—d	20—a	25—b	30—c	

ALISAMIENTO TÉRMICO DEL PELO (PRENSADO DEL PELO)

1—d	6—a	11—b	16—d	21—b	26—d	31—c
2—c	7—b	12—b	17—b	22—a	27—d	32—a
3—b	8—c	13—b	18—c	23—b	28—d	33—c
4—d	9—b	14—b	19—a	24—b	29—c	34—b
5—b	10—c	15—b	20—c	25—b	30—b	

EL ARTE DEL PELO ARTIFICIAL

1—c	3—b	5—a	7—b	9—d	11—a	13—c
2—d	4—a	6—c	8—c	10—b	12—c	

MANICURA Y PEDICURA

1—c	7—a	13—d	19—a	25—d	31—c	37—b
2—b	8—b	14—b	20—a	26—c	32—d	38—b
3—c	9—a	15—c	21—c	27—d	33—b	39—c
4—a	10—a	16—b	22—d	28—c	34—d	40—b
5—c	11—c	17—c	23—a	29—a	35—a	41—b
6—b	12—a	18—d	24—a	30—c	36—c	42—c

LA UÑA Y SUS TRASTORNOS

1—a	8—b	15—b	22—d	29—c	36—c	43—c
2—b	9—b	16—b	23—a	30—c	37—c	44—c
3—d	10—a	17—b	24—d	31—c	38—c	45—b
4—c	11—c	18—c	25—a	32—d	39—a	46—b
5—b	12—b	19—b	26—b	33—b	40—c	47—b
6—c	13—b	20—d	27—c	34—b	41—b	48—a
7—d	14—c	21—a	28—c	35—a	42—b	49—d

TEORÍA DEL MASAJE

1—d	3—d	5—c	7—c	9—a	11—c
2—b	4—c	6—d	8—d	10—d	12—b

TRATAMIENTOS FACIALES

1—c	5—d	9—b	13—b	17—d	21—c
2—d	6—b	10—c	14—a	18—c	22—d
3—a	7—d	11—d	15—b	19—c	
4—c	8—c	12—c	16—b	20—b	

MAQUILLAJE FACIAL

1—d	6—b	11—b	16—b	21—b	26—d	29—c
2—d	7—a	12—c	17—c	22—d	27—a	30—b
3—b	8—b	13—c	18—b	23—a	28—d	
4—a	9—a	14—b	19—a	24—b		
5—d	10—d	15—b	20—b	25—d		

4

LA PIEL Y SUS TRASTORNOS

1—c	15—b	29—b	43—c	57—b	71—c	85—b
2—c	16—c	30—b	44—d	58—d	72—c	86—b
3—b	17—b	31—b	45—c	59—c	73—c	87—a
4—b	18—b	32—a	46—d	60—a	74—b	88—d
5—a	19—b	33—b	47—a	61—b	75—c	89—d
6—b	20—b	34—b	48—d	62—c	76—d	90—b
7—c	21—d	35—c	49—b	63—a	77—d	91—b
8—d	22—b	36—c	50—b	64—a	78—c	92—c
9—b	23—b	37—d	51—d	65—c	79—b	93—b
10—b	24—d	38—d	52—b	66—c	80—c	94—c
11—b	25—c	39—b	53—c	67—c	81—a	95—b
12—b	26—c	40—c	54—b	68—c	82—d	96—c
13—c	27—a	41—c	55—c	69—a	83—b	97—c
14—b	28—c	42—b	56—a	70—b	84—b	98—a

ELIMINACIÓN DEL CABELLO NO DESEADO

1—d	4—b	7—a	10—c	13—c	16—c	19—a
2—c	5—b	8—b	11—b	14—d	17—c	20—c
3—a	6—d	9—d	12—d	15—d	18—a	21—d

CÉLULAS, ANATOMÍA Y FISIOLOGÍA

1—b	19—a	37—c	55—b	73—b	91—a	109—b
2—a	20—b	38—c	56—b	74—b	92—c	110—d
3—c	21—c	39—a	57—d	75—c	93—a	111—a
4—d	22—c	40—a	58—c	76—b	94—c	112—c
5—b	23—d	41—b	59—d	77—a	95—b	113—a
6—d	24—d	42—b	60—d	78—c	96—d	114—b
7—a	25—b	43—c	61—b	79—a	97—c	115—a
8—d	26—b	44—b	62—b	80—a	98—c	116—b
9—d	27—b	45—c	63—b	81—c	99—b	117—c
10—c	28—c	46—a	64—a	82—b	100—c	118—a
11—b	29—d	47—c	65—b	83—d	101—c	119—d
12—c	30—c	48—a	66—b	84—c	102—c	
13—c	31—c	49—b	67—d	85—d	103—a	
14—c	32—c	50—c	68—d	86—a	104—a	
15—c	33—b	51—b	69—c	87—a	105—c	
16—c	34—b	52—b	70—d	88—b	106—b	
17—b	35—a	53—b	71—b	89—a	107—c	
18—b	36—b	54—c	72—d	90—b	108—a	

ELECTRICIDAD Y TERAPIA DE LUZ

1—d	6—d	11—b	16—c	21—c	26—d	31—b
2—a	7—b	12—d	17—b	22—b	27—c	32—b
3—a	8—c	13—c	18—c	23—a	28—d	33—d
4—b	9—d	14—d	19—d	24—d	29—d	34—d
5—b	10—a	15—b	20—a	25—b	30—b	

QUÍMICA

1—a	8—d	15—d	22—b	29—a	36—b	43—d
2—b	9—a	16—a	23—b	30—a	37—b	44—b
3—d	10—b	17—d	24—d	31—d	38—c	45—b
4—a	11—c	18—a	25—d	32—b	39—a	46—c
5—a	12—c	19—c	26—c	33—b	40—a	47—c
6—a	13—c	20—a	27—c	34—c	41—c	48—a
7—c	14—a	21—c	28—c	35—c	42—c	49—c

LA GESTIÓN DEL SALÓN DE BELLEZA

1—c	12—b	23—a	34—c	45—a	56—c	67—c
2—a	13—c	24—a	35—a	46—c	57—b	68—b
3—d	14—d	25—c	36—a	47—b	58—b	69—a
4—b	15—a	26—d	37—b	48—c	59—d	70—b
5—b	16—c	27—b	38—c	49—b	60—b	
6—a	17—a	28—a	39—a	50—c	61—a	
7—c	18—b	29—b	40—a	51—a	62—c	
8—d	19—a	30—d	41—c	52—c	63—c	
9—a	20—c	31—a	42—d	53—d	64—d	
10—c	21—d	32—b	43—a	54—c	65—b	
11—b	22—b	33—d	44—b	55—d	66—a	

TEST 1

1—d	16—d	31—c	46—d	61—a	76—d	91—c
2—c	17—a	32—a	47—c	62—a	77—b	92—a
3—d	18—a	33—c	48—a	63—c	78—c	93—c
4—b	19—a	34—b	49—c	64—c	79—b	94—d
5—c	20—c	35—b	50—d	65—a	80—b	95—b
6—a	21—d	36—c	51—c	66—a	81—d	96—d
7—a	22—b	37—a	52—b	67—c	82—d	97—c
8—b	23—b	38—c	53—d	68—d	83—b	98—b
9—c	24—d	39—c	54—b	69—c	84—b	99—b
10—c	25—c	40—d	55—c	70—b	85—c	100—b
11—c	26—c	41—b	56—a	71—c	86—d	
12—d	27—c	42—d	57—c	72—d	87—c	
13—b	28—a	43—c	58—b	73—b	88—c	
14—a	29—c	44—a	59—c	74—b	89—a	
15—c	30—b	45—b	60—c	75—c	90—b	

TEST 2

1—b	16—b	31—a	46—d	61—c	76—b	91—b
2—c	17—b	32—d	47—b	62—a	77—d	92—c
3—a	18—a	33—a	48—b	63—b	78—d	93—c
4—d	19—d	34—b	49—b	64—a	79—b	94—a
5—c	20—d	35—a	50—c	65—b	80—b	95—d
6—c	21—d	36—d	51—c	66—d	81—d	96—b
7—d	22—b	37—c	52—b	67—c	82—b	97—a
8—b	23—d	38—a	53—d	68—c	83—a	98—b
9—c	24—a	39—b	54—b	69—d	84—a	99—a
10—c	25—c	40—b	55—c	70—a	85—c	100—b
11—d	26—b	41—d	56—c	71—d	86—a	
12—c	27—c	42—c	57—b	72—c	87—c	
13—b	28—c	43—b	58—a	73—d	88—a	
14—c	29—b	44—a	59—b	74—a	89—a	
15—c	30—b	45—c	60—c	75—b	90—b	